# 伤寒论

## 临证六要素

主编⊙王庶

协编⊙翟炳钦　陈宇燕　张宝燕

人民卫生出版社

图书在版编目（CIP）数据

《伤寒论》临证六要素 / 王庶主编 . —北京：人
民卫生出版社，2020
ISBN 978-7-117-29907-7

Ⅰ. ①伤…　Ⅱ. ①王…　Ⅲ. ①《伤寒论》– 研究
Ⅳ. ①R222.29

中国版本图书馆 CIP 数据核字（2020）第 054896 号

| 人卫智网 | www.ipmph.com | 医学教育、学术、考试、健康，购书智慧智能综合服务平台 |
| 人卫官网 | www.pmph.com | 人卫官方资讯发布平台 |

《伤寒论》临证六要素

主　　编：王　庶
出版发行：人民卫生出版社（中继线 010-59780011）
地　　址：北京市朝阳区潘家园南里 19 号
邮　　编：100021
E - mail：pmph @ pmph.com
购书热线：010-59787592　010-59787584　010-65264830
印　　刷：三河市博文印刷有限公司
经　　销：新华书店
开　　本：710×1000　1/16　印张：9
字　　数：143 千字
版　　次：2020 年 5 月第 1 版　2020 年 8 月第 1 版第 3 次印刷
标准书号：ISBN 978-7-117-29907-7
定　　价：45.00 元

打击盗版举报电话：010-59787491　E-mail：WQ @ pmph.com
质量问题联系电话：010-59787234　E-mail：zhiliang @ pmph.com

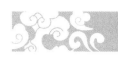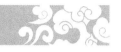

# 自　序

腔调中医公众号主编胡延滨先生,审阅初稿之后说:"你把中医思维表达出来了。"心里一块石头落地。平淡的语气,尤觉可贵。因彼此交流已久,都在传统文化、中医经典上下过很多的功夫,这样就不是泛泛而谈的中医思维。

新校正《伤寒论》宋臣序曰:"自仲景于今八百余年,惟王叔和能学之。其间如葛洪、陶景、胡洽、徐之才、孙思邈辈,非不才也,但各自名家而不能修明之。"这是非常严厉的评价。除了王叔和,其他医家不是没有才华,还都是各有所长的名家,却不能把《伤寒论》阐述清楚。宋臣并没有说明为什么只有王叔和才能学。

《外台秘要》引王叔和论中"表里之治,相背千里"一段,末尾"夫病发热而恶寒者发于阳;无热而恶寒者发于阴。发于阳者可攻其外;发于阴者宜温其内。发表以桂枝;温里宜四逆"几乎是《伤寒论》第7条原条文,也就是表里之治的大原则,其内在的机制是什么?古人到底有没有解释?

经过多年探索,笔者终于发现仲景《伤寒论》疾病定义的建模方法,即生机法则和恒热机制,至此解决了笔者困惑多年的问题。

仲景《伤寒论》在经方水火之剂与医经调百药剂和两套体系上,扬弃旧说,重新整合了内治法理论,从而结束了医经与经方内治法的理论分裂,宣告扁仓时代的终结。六要素递归法对《伤寒论》历史渊源与内容结构的解析,不同于以往任何一种注解。

本书对于基本药法略有涉及,重点倾向于理论体系的基础解释与条文相互印证,可供教学参考,以及《伤寒论》的爱好者共同探讨。如欲提高临床水平,建议根据个人情况,选择明师学习药法,临床实践。

胡延滨先生对本书出版给予了大力帮助,王博先生提出了宝贵修改意见,翟炳钦先生与笔者共同打磨正安中医答摩课堂的硬核伤寒论课程,对本书的结构条理颇多助益,陈宇燕、张宝燕二位女士投入大量时间修订,诸多因缘,谨

此一并致谢！祝愿仲景伤寒医学发扬光大,医运昌盛,更上层楼,扶困济危,国泰民安！赞曰:

　　德气生之,通神魂魄,仲景大智竟辨治;

　　医者意也,在人思虑,仁则自心全甄别。

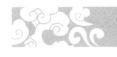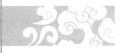

# 前　言

## 文化与医学的前提是生机

关于张仲景《伤寒论》的学习有很多问题。《伤寒论》讲的是六经辨证、八纲辨证还是脏腑经络辨证？中医思维是否依赖于阴阳五行？张仲景与扁鹊仓公医学是何种关系？与汉代经方及医经有何关系？宋代以后为什么会发展出时方？是因为之前的"经方"不够好吗？最后这些问题都会落到一个根本上，即古人到底是怎么样去诊断和治疗疾病的。而诊断与治疗的基础首先在于对人体生命机制、生命运行规律的认知，因此，我们首先来看古人是怎样看待人的生命的。

曾有人争论中医有没有"新陈代谢"的概念。《神农本草经》中柴胡、大黄等条均提到"推陈致新"一词。推陈致新意味着什么呢？排出糟粕或废水废血等代谢废物谓之推陈，补充有营养温煦之功的津血谓之致新。古人的推陈致新即现代医学所说的新陈代谢。

既然中医有"新陈代谢"，那么中医讲不讲生理病理的基础呢？其实古人也早有"生机"理论。《针灸甲乙经》篇首《精神五脏论》以及《灵枢》的《本神》篇，有着相同的阐述：

**"故生之来谓之精，两精相抟谓之神，随神往来谓之魂，并精出入谓之魄，可以任物谓之心，心有所忆谓之意，意有所存谓之志，因志存变谓之思，因思远慕谓之虑，因虑处物谓之智。"**

这一段是先秦子华子所作，解释人的生命由来及其机制：生命的形式起源于"精、神"的循环定义，两精相抟，就有了人之神；之后有了魂魄的往来、出入功能；再有任物之心，实现从感性到理性的建立过程。

"往来"即循环输布，又叫做"升降"，指的是内部津液的循环、升降、输布，包括血液和水液的循环。"出入"指的是内外交换，包括呼吸、饮食、排泄以及机体对外界刺激的反应等。

只有往来的生命是不够的，人处于植物状态也有往来但是缺少了出入，尤其是"任物之心"，这个心不是心脏，不是血液循环，而是生命对外界的信息反应和响应。严格说，出入概念除了物质交换，还包括信息交换。"任物之心"是精神意识的基础功能，是先天神经的非条件反射，"所忆之意"则是后天记忆的条件反射。参照著名的巴甫洛夫关于反射的实验，狗吃东西流唾液即是非条件反射的"任物之心"，而听到铃铛流唾液则是条件反射的"所忆之意"。"意存之志""存变之思"是基于意识的好恶选择，"远慕之虑""处物之智"则是更进一步的价值取向、长远追求，以及谋而后动的理智。

以上就是"生机"——生命的机制、生气之机。我国的传统文化，是关于生机的文化。无论是《易传》的"天地之大德曰生"，还是《庄子》的"物得之以生谓之德"，还是《老子》的"生而不有，为而不恃，长而不宰，是谓玄德""含德之厚比于赤子""万物得一以生"，《素问》的"德全不危""生气不竭""道在于一""得一之情，以知死生"，儒家的《论语》"中庸之为德其至矣乎""志于道，据于德，依于仁，游于艺"，《中庸》的"赞天地之化育"，《大学》的"明明德"，佛家的"智慧德相""能生万法"，无不以生机之德为最高标准。

而医疗的核心，正是帮助或恢复生机的正常运行，推陈致新、往来出入。

强调生机，因为这是生命的根本机制和现象。"往来""出入""任物"，奠定了内外治法的基础。没有"任物"，无法对外物或外界信息刺激做出反应，外治法"以物相使"的物理刺激就是无根的；没有"往来""出入"，内治法则无法实施。"精、神、魂、魄、心、意、志、思、虑、智"等，也以"随神往来谓之魂，并精出入谓之魄"的"往来出入"为生机表现的重要特征，所以《针灸甲乙经》将《精神五脏论》放在第一篇加以强调。

在生机大论的基础上，再来看古人基于人体生命机制的诊断与治疗，就聚焦了本书的核心命题，即《伤寒论》六要素：寒热、表里、虚实。为什么要提出六要素呢？因为古人就是用六要素来考察生机与病机的。

六要素不仅是张仲景《伤寒论》的基础方法，同时也是《神农本草经》药物的分类方法，无论是症状，还是药物性味，都要讲寒热、表里、虚实。贯穿《伤寒论》证、药、方、脉的是寒热、表里、虚实六个要素。厘清六要素之间的递进关系，以此辨证开方，简单、明确、有效。

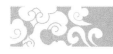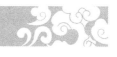

# 目　录

## 上篇　六要素递进辨证

# 中篇 六要素临证应用

# 下篇 六要素与《伤寒论》《金匮要略》

## 附篇　医经与经方的框架构造者——西汉侍医李柱国

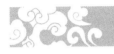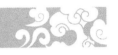

# 上　篇

## 六要素递进辨证

# 一、寒热

医疗的核心是帮助或恢复生机的正常运行。如何用简单的方法去判断生机是否正常呢？南北朝全元起版《素问》第一篇《平人气象论》讲述医生的临床技能，首先便是呼吸与脉搏、体温等等的诊断。而体温的问题，在经方曰"本草石寒温"而致"水火之剂"，其误治则强调"以热益热，以寒增寒"，所以寒热是第一个考察生机异常的重要指标。

## （一）往来出入——生命的两大特征

"随神往来谓之魂，并精出入谓之魄。"（《灵枢·本神》）

"出入废则神机化灭，升降息则气立孤危。"（《素问·六微旨大论》）

人类至今虽然没有完全了解自身生命的全部奥秘，却早已总结出生命赖以存在的重要特征。我国古人用"往来"和"出入"两大特征来描述生命。所谓往来，指的是内部津液，包括血液和水液的循环、升降、输布。血液和水液统称津液，汉代用一个字来代表，上"津"下"血"，与"盡"通假。出入指的是包括呼吸、饮食、排泄等内外物质的交换，以及机体对外界刺激反应的信息交换。往来和出入是生命最基本的两大功能特征，生命因此得以正常运行，从而吐故纳新，推陈致新。

这就是中医所讲的新陈代谢，即生机。而生机的现象，除了"形与神俱"，更是"往来出入""推陈致新"的新陈代谢，具体便是体温、呼吸、脉搏、饮食、消化、排泄、睡眠、意识、精神、情志、生殖等。

## （二）寒热——生机的重要指标

"阳气者，若天与日，失其所，则折寿而不彰。"（《素问·生气通天论》）

"经方者，本草石之寒温，量疾病之浅深，假药味之滋，因气感之宜，辩五苦六辛，致水火之齐，以通闭解结，反之于平。及失其宜者，以热益热，以寒增寒，精气内伤，不见于外，是所独失也。故谚云：有病不治，常得中医。"（《汉书·艺文志》）

注：水火之齐，齐通剂。经方长于对治水火寒热邪气闭结，而短于精气内伤之补益。

《汉书·艺文志》说"经方者，本草石之寒温"，"辩五苦六辛"，"辩"与"辨"是通假字，最后"致水火之齐"。齐，同"剂"。这里经方指的是经验有效之方，经长期使用效果比较好的，记录下来就叫做经方，也叫水火之剂。为什么是水火呢？水火代表寒热，水代表寒，火代表热，治疗寒热两大类疾病的方子，就叫做水火之剂。水剂是祛寒的，火剂是清热的。这是两大类方剂，水火之剂也就是水火两种方剂的意思。

经方即水火之剂，那么水火之剂是不是代表所有的内治法呢？当然不是，水火之剂的经方，只是内治法的一部分，是祛邪法，是"毒药攻邪"的代表，讲究寒热"偏性"，用药物之寒热偏性去对治症状、病机的寒热偏性，用于实证治疗。而虚证"精气内伤""是所独失"就不在水火之剂治疗范围内了。治疗虚证的方法参见上篇"三、虚实"。

为什么寒热是第一对要素？因为人体的往来和出入功能始终要通过体温维持实现。所以往来出入的异常首先表现为寒温的异常，也就是人的体温问题。比如消化功能与体温的关系。中医把消化过程叫做"腐熟水谷"，所谓腐熟相当于发酵，需要微生物参与和酶的催化，这些都需要维持一个稳定的温度范围。人体微生物正常菌群与酶作为参与消化、分解、合成营养物质的介质，需要稳定的温度才能发挥活性作用。体温异常会引起消化不良，这是容易观察到的现象。里寒胃寒容易消化不良，甚至腹胀、腹泻，发烧时人也会没有胃口。

古代中医已经了解人体内部有产生热能的机制,产热和营养都来自饮食消化,所以热量来自里位,又把胃叫做里位。热能的持续产生和消耗必须通过饮食补充,如此才能实现正常的生命功能,即往来出入,往来出入功能客观上与体温维持的过程和机制是等效的。因此古中医把这个热量称为"阳气者,若天与日"(《素问》),就像太阳那么重要,这实际在强调体温的重要性。另外,关于四季寒热温凉所对应的"弦洪浮沉(弦钩毛石)"的四时脉法,实际也体现了四季气候温度对人体气机表里出入、收敛扩散的影响,从而引起脉象的变化。

"卫气者,所以温分肉、充皮肤、肥腠理、司开合者也。"(《灵枢·本脏》)

"血气盛则手卷多肉以温,血气皆少则寒以瘦。"(《灵枢·阴阳二十五人》)

"血气者喜温而恶寒,寒则涩不能流,温则消而去之。"(《素问·调经论》)

人体的热能除了帮助消化与循环,摄入与排泄,同时也会实现免疫抗病抵御外邪与营养的作用,也就是温煦卫外和营养的两大功能。卫外是通过体温的调节来实现的,保持体表温度避免受寒,或者适当出汗散热。但卫气不只有防御的功能,也有营养作用;营血不单是营养,保持体温的温煦,同样需要通过血液循环来实现。也就是说温煦和营养两大功能,是气血二者协同完成的,不能分割对应。

## (三)津液和胃气——生机的物质与功能

津液,指人体内的一切液态物质,包括卫气营血和狭义的津液。如前所述,寒热是通过津液调节实现的,津液又从哪里来呢? 当然是饮食补充。以饮食消化为代表的脏腑功能统称为胃气。

津液是体内往来和出入运动的主体,同时也是营养与能量的重要载体。没有津液就无法实现往来出入,无法实现体温的稳定温煦,更会失去营养。所以,体温与营养是通过津液运行来完成,以保证呼吸、脉搏、饮食、二便、睡眠、神志的正常运行,表现出正常的功能和精神面貌。往来出入的要素是津液,而津液的产生和运行以及津液所携带的热量和营养都来自胃。

中医把生命的根本支持和动力都叫做胃气。气在这里指的是现象和功能,好比痰气指的是有痰这种现象。中医的胃气指正常的生理功能,以及往来出入的所有现象,包括呼吸、脉搏、饮食、二便、睡眠、神志等。胃气通过饮食产生津液,并通过呼吸、心搏推动津液,输送营养能量,排泄糟粕,维持着生命运行的往来、出入。所以心脏搏动的循环功能,中医也称为"脉有胃气",表示脉搏、心搏的正常。

中医内治法的药物理论实际上是从生命的运行机制开始的,最后落实到津液和胃气,即物质与功能两个方面。

## (四)恒热在里——人与冷血动物的区别

为什么寒热可以表现胃气和津液往来出入的状态呢?恒温动物需要维持一个相对恒定的体温范围,这是通过消化、循环、排泄等各种复杂的系统功能,消耗能量来实现的。对恒温动物,能量最直观的表现,是身体的温度。因此寒热是生命现象的一个直观的指标,通过寒热是否异常,我们可以了解生命的状态。寒热偏差会影响消化,比如里寒,会不消化;里热,就可能口干多饮。寒热偏差还会影响身体寒热感受异常,比如怕冷怕热,归纳为寒热的体温问题。

胃气通过饮食消化补充能量,通过消化呼吸产生并且推动津液,输送营养能量,维持着生命运行的往来、出入。"胃"是"里"的代名词。所以,把热能在里维持恒定的这个机制,叫做"恒热在里",即人体内部有一个调节温度保持相对稳定的机制。

里位的热能,要输送到体表维持恒温,是通过津血循环,从里位把热量带到表位,并通过津液的增减来调节体表的温度。比如,环境气温降低,人体会感觉冷,需要添衣加被。如果没有加上,就会起鸡皮疙瘩,"肉上粟起",就像小米的颗粒,甚至打寒战。环境气温高,就会增热、升温、出汗,汗液带走热量来降温。

人体的寒温平衡受到外界气温影响,但外界因素并不是决定性的,决定性的是可生存范围内,恒温机制的自身调节。这是恒温动物和冷血动物不同的地方。冷血动物在气温降低到一定程度,比如冬季,体温无法维持身体运动和精神正常的时候,因为没有恒温机制,热量到不了肢体和头部,运动能力和反应能力都会降低。这对于在野外生存的动物来讲是非常危险的,需要避险。最好的办法就是躲在安全的地方睡觉,冬眠,等到气温恢复,再醒来活动。恒温动物比冷血动物需要更多的能量,更多的食物,更大的活动范围。既要保证参与消化等功能的微生物正常菌群发挥作用,又要抵抗有害病菌的感染,还要最大限度均衡能量消耗与体温作用的效率最大化,于是选择维持一个合适的恒温区域,既能保证正常生命功能运行,又不需要消耗太多的能量与食物。

恒温动物和冷血动物的区别在于恒温维持的机制,这个机制表现出不同的适应能力和活动范围,即自由度。所以,人类生命机制的关键在于恒温机制,它需要能量,能量的异常表现为寒热。

## (五) 疾病的寒热

人体的体温波动在一定范围,可以自我调节,通过出汗散热,或者收缩毛孔肌肉来产热。比如冷战,冷得发抖可以补充体温。

超出人体自我纠正范围的寒热,就成了疾病,需要治疗来纠正。比如由风寒引起的外感,一般的表现是恶寒怕冷,或者伴随发烧。这是表位寒热的异常,在《伤寒论》叫做太阳病,性质是表寒。里位的寒可以引起不消化、胃口差、尿频、便稀,属于太阴病,性质是里寒。里热的表现是消水,可以引起口干口渴等,属于阳明病,性质是里热。

寒热的表现必须分表里两类,因为体温对表里的影响方式不同,表现不同。表寒收引,肉上粟起或毛耸或恶寒恶风,从而产生津液聚表的表证,或发热或不发热,恶寒或疼痛,或不痛而肿重之类;所谓的收引,津液聚表,是生机和病机的趋势,通过聚集津液到体表,抵抗寒邪,或者自汗出,出汗排出废物邪气。因此,太阳病的治法是顺应病机趋势,发汗治疗。

里寒则食不消,可影响里热的输出而表现出表寒,严重情况是水饮趋下,尿频便数。里热相反,消水消食,严重的会便秘,上火,口干口苦,甚至生疮。

从生理到病理,寒热都是非常重要的观察指标,并且都遵循恒温机制。通过排泄损失热量,比如出汗、二便的排泄可以降温,通过津液把里位的热量带到表位可以升温。升温和降温机制,都是通过津液从内向外实现调节,具有同向性。

津液通过输布和排泄调节体温,人体并没有特殊的所谓寒凉的"阴气"来降温。古人把寒热作为疾病的重要指标,有充分的依据。在极端的、特殊的情况下,寒热甚至可以作为判断生死的指标。

## (六) 寒热决生死——扁鹊治虢太子尸厥

**"夫世子病,所谓尸蹶者,以为不然,试入诊世子,股阴当温,耳焦焦如有啼者声,若此者,皆可活也。"(《韩诗外传·卷十》)**

扁鹊治疗虢太子尸厥的故事,有几个版本。主要情节是说扁鹊路过某地,遇到太子暴病而死。经过谈话了解,扁鹊对管事说,试试先去摸一下他大腿内侧的根部,如果还有温度,就还可以救活。管事赶紧去摸了一下,果然有温度,就把扁鹊请进去,汤熨针灸,按摩喝药,太子活过来了。这是休克,还没死,观察腹股沟这里的动脉部位,虽然脉搏很微弱已经摸不到,但还有温度,还可以救活。

可见,体温可以作为判断是否死亡的标准。

## (七) 药物的寒热

药物的寒热,叫做"性",是《神农本草经》定义药物时用到的最重要指标。一味药的药性,是通过观察吃下去以后,参与代谢而表现出对于体温的影响结果来确定的。可以祛寒的药物,是温性、热性;可以清热的药物,是寒性、凉性;偏性不明显的,叫做平性。药性寒热是药物最主要的性质,与疾病寒热的表现定义统一。

药物使用,除了依据药物属性的寒热,还有药味的归纳。药味主要指的是辛、酸、咸、苦、甘、淡六种。药味最早是用舌头去尝,后来是用效果来归类。也就是说,吃起来可能没有那个味道,但是有某种作用,也写作有某种味道。药味辛、酸、咸、苦、甘、淡的归纳,其意义是药物参与代谢的不同作用方向,牵涉到表里概念。

最后,将寒热总结为如图 1 的思维导图。

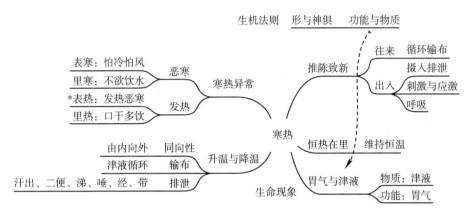

**图 1　寒热**

*:表热只有一种,即中暍(中热、中暑,风寒暑湿四邪之一),太阳中暍汗出恶寒或发热恶寒,此发热恶寒机制不同于太阳病。其余皆非表热,阳明中风是里热及表。

# 二、表里

## （一）什么是表里

表里是人体津液代谢的两种途径，即津液往来出入的方向和道路。以汗出、饮食二便为代表。

### 1. 表位和里位

**表位**：指四肢百骸，包括头、项、脊、臂、腿、脚。

**里位**：指五脏六腑，以胃作为代表。

生理上，饮食入胃，吸气入肺，摄入营养精气，是"入"；排泄废物，包括出汗、二便、呼气、咳嗽等，是"出"。

**邪从表出**，包括汗、涕、唾、泪、痰等；邪从里出，包括呕吐，二便，女性经带等。

### 2. 表证、里证与外证

**表证**：在《伤寒论》中，表证专指寒邪在表，可以表现出疼痛、恶寒，或伴随发热、汗出、肿胀、沉重、咳喘、上气、呕逆等。

**里证**：包括呕，哕，渴，胀满，胸腹痛，肠鸣，饮食、二便异常，以及里病影响到表位的情况等。

《伤寒论》中表里证的概念，对应的是祛邪法，主要用来说明邪气的出路，即代谢废物的排出途径。

需要注意的是，表证不解引发津液聚表，"气上冲"，可出现呕逆；里寒、里热都可能出现呕逆。也就是说，呕吐症状没有特定表里规定，表里证均可引起。关于痰饮，水走肠间沥沥有声，谓之痰饮（痰通淡）。即痰饮可出现于三焦，上焦支饮兼表，中焦属里，下焦亦兼表。故痰可兼表里。咳痰属表，可以有或无里证；里证也可有痰。

**外证**：里证影响到表位出现的症状。里寒发生类似中风的外证，以及里热引起汗出或皮肤干燥、疮疡，或者溢饮身重的表位症状，统称为外证。

《伤寒论》中的外证,泛指表证与里证所引起的表位症状,是广义的外证。例如《伤寒论》条文中外证有以下情况:

（1）太阳病;

（2）里证的外在表现;

（3）表证里证同时存在,相对于里证把表证也称作外证。

本书为了区别太阳病的表证,严格把外证限制为里证引发的表位症状,即狭义的外证。主要目的是加以限制,避免理解上的混淆。

### 3. 三焦与表里

**上焦**（膈肌以上）:表位,或表位兼里位。

**中焦**（膈肌到肚脐）:里位。

**下焦**（肚脐以下）:里位,或里位兼表位。

表里是代谢途径的分类,表证和里证是出现代谢废物（邪气）的病位分类。也就是说,表证和里证,都指代有邪气的实证。

## （二）寒热与表里

寒热是生机、往来出入的重要指标,恒热在里是往来出入的重要条件。寒热的症状通过代谢的异常而表现,比如体表的温度问题,里位的饮食、二便问题。也就是说,寒热与代谢途径的表里关系密切。

寒热与表里,共同组成了生机法则与其后的病机分类的基础,同时也是药物定义的基础。药物性味的归纳,指示寒热属性和代谢表里作用方向,以及补虚作用等描述。

《伤寒论》的表里概念,与寒热概念是密不可分的。张仲景将寒热与表里结合,脱离了扁鹊仓公时代经方水火之剂"寒者热之、热者寒之"单纯寒热对治的局限,确立了表里之治、表里为纲的祛邪法则。

水火之剂是"本草石寒温"的祛邪法。水火之剂不能清楚明晰地交代表里寒热错杂等复杂情况的处理方法,同时热病也会存在水饮。所以用水火指代寒热是不严谨的,这两点是水火之剂被淘汰的主要原因。

这里的表里概念,不是单纯的表里病位问题,而是基于生机法则、体温平衡的代谢途径问题。由此王叔和说"表里之治,相背千里"（《外台秘要》

卷一）。

表里之治的真实含义，首先是寒热、水火邪气的出路问题。也就是说《伤寒论》首重祛邪，以汗、吐、下、温、清等方法，排出邪气。表位是出汗的途径，出汗可以去掉表位寒热二邪；里位是饮食、二便的途径，也有祛除寒热邪气的功能。

表里之治，本质是表里寒热的祛邪途径方向。依据体温平衡的输出机制，而有先后缓急和同治的方法。

## （三）表里的诊断与治法

表证的诊断，首先要看有没有表寒，同时要排除里位寒热，还要注意有无津虚、胃虚。

表寒，多表现为恶风寒、疼痛、肿胀、沉重等，或伴随发热，但没有里位饮食二便的异常；治法是辛温或苦温发汗。里证的诊断，则是饮水、胃口、二便等情况。分为里寒、里热以及寒热夹杂三类。里寒不欲饮，且尿频或便稀；里热口干渴饮，甚至便秘，或皮肤干燥生疮、溃疡；里位寒热夹杂会口苦咽干，伴随头晕或者便稀下利。

人体一般的情况，里寒趋下、尿频便稀；里热趋上、口苦咽干。何以如此？热能推动人体津液，犹如容器中烧水，热向上、冷向下，配合循环与排泄系统，构成津液循环以调节体温。

里寒津液缺乏推动能量，津液停留不流通就变成水饮，水饮会往下跑。往下是水道，所以出现尿频，便稀。此时津液输布出表温煦就不够了，维持体表温度的机制就被打乱，会出现怕冷，也就是说里寒会引起怕冷。

里热会消耗水分，消耗津液，就会口干口渴，主要表现在上焦，所以叫"上火"。机体为了降温消耗了水分，比如大量出汗，消耗津液到一定程度，出现大便干燥，引起便秘。

里位寒热夹杂会出现水热互结，水饮随着里热上逆，出现头晕目眩，或者里热跟着水饮往下跑，出现大便稀，湿热下利。

如果是单纯里寒或里热引起呕吐或者心下胀硬，是因为影响到胃气通降的功能，出现了气机的紊乱或者胃虚，比如理中汤证胃虚呕利，大黄甘草汤证呕吐，大黄黄连泻心汤证心下痞等。

## （四）表里与先后

### 1. 表、里、寒、热四类

表证和里证，指的是寒邪或者热邪在表位或者里位。表证和里证的定义是寒热之实邪的所在，也就是代谢所产生的废物成为病邪的所在位置。需要注意的是它们都是实证的分类，虚证是没有表里之分的。

表里先后是表里病同时出现时，需要依据里位的寒热情况，确定表寒与里位寒热的治疗先后顺序，这是辨表里首先的意义。同时确定排邪途径，也就是治法，是汗出，还是吐出，还是二便出，还是温里，或者清热，或者采用寒热并用的综合方法。

**表寒收引**，人体启动升温机制，津液聚表，正邪相争于表位，出现恶寒发热。正邪相争，是机体正气抗邪，欲图汗出而解。所以太阳病表寒的治法是顺应生机病机的趋势，使用辛温或者苦温发汗。

**里寒趋下**，尿频便稀，津液出表升温机制受阻，表位失温。所以里寒的治法是温里或同时利水，去掉多余的寒饮，用温法逆转寒性下趋的趋势，恢复恒温机制。

**里热趋上**，火热耗津，人体启动散热机制，首先是出汗，汗出多伤津液出现口干口渴，时间长甚至无汗，尿量少或者小便不畅，皮肤干燥，生疮溃疡，大便干燥便秘。所以里热治法是清热或攻下。

**里位寒热夹杂**，治法为寒热并用。

### 2. 表、里、寒、热治疗的先后依据

**里寒与表寒的关系**：恒热出表受里寒趋下牵制而失温，失温加重表寒。治法应先恢复出表温煦机制，针对里寒，当先温里祛寒，温法逆转趋下的病势，使热能输布通道恢复正常。如反之，先发汗则表位仍然温煦不足，同时发汗损失津液，则表里俱急而加重不温倾向，易出现厥证，即四肢冰冷甚至痉挛；此时急当温里。

相关条文：

"夫病发热而恶寒者发于阳；无热而恶寒者发于阴。发于阳者可攻其外；

13

发于阴者宜温其内。发表以桂枝;温里宜四逆。"(《外台秘要》卷一)

伤寒脉浮,自汗出,小便数,心烦,微恶寒,脚挛急,反与桂枝汤欲攻其表,此误也。得之便厥,咽中干,烦燥吐逆者,作甘草干姜汤与之,以复其阳。若厥愈、足温者,更作芍药甘草汤与之,其脚即伸;若胃气不和谵语者,少与调胃承气汤;若重发汗,复加烧针者,四逆汤主之。[29](《伤寒论》29条,以下同)

伤寒,医下之,续得下利清谷不止,身疼痛者,急当救里。后身疼痛,清便自调者,急当救表。救里宜四逆汤;救表宜桂枝汤。[91]

病发热头痛,脉反沉,若不差,身体疼痛,当救其里,宜四逆汤。[92]

下利,腹胀满,身体疼痛者,先温其里,乃攻其表。温里宜四逆汤,攻表宜桂枝汤。[372]

病有发热恶寒者,发于表也;无热恶寒者,发于里也。发于表者可攻其外,发于里者宜温其内。发表以桂枝,温里宜四逆。[7修正](《伤寒论》今第7条为"发于阴""发于阳",对比上述《外台秘要》卷一及《伤寒论》其他条文可知是阴阳改替表里。"修正"是恢复原条文叙述,避免产生歧义混乱。下同)

**里热与表寒的关系:**表寒不解,阻碍散热机制加重里热。治法应当针对表寒,先发汗恢复散热机制,打开散热通道。如反之,先苦寒清热或攻下,则导致表寒废水不解而病传入里并加重病情。极端情况,可出现里热耗津而痉挛、失溲,或表位失温出现肢冷、热厥。

相关条文:

太阳病未解,脉阴阳俱微,必先振汗而解。但寸脉微者先汗之而解,尺脉实者后下之而解。汗之宜桂枝汤,下之宜调胃承气汤。[94修正]

伤寒大下后,复发汗,心下痞,恶寒者,表未解也。不可攻痞,当先解表,表

**解乃可攻痞。解表宜桂枝汤,攻痞宜大黄黄连泻心汤。**[ 164 ]

《伤寒论》表里之治,重点强调表里寒热、表里先后的重要原则,是基于恒热在里的恒温输出机制。表里先后治疗的要点在于,里位的寒温主导表证的治疗先后。有先后法则,必然存在同治法则。

# （五）同治法

同治法则是里位寒热并见主导的寒热同治、表里同治的治疗法则。

**里位寒热夹杂与表寒的关系:**出表温煦与散热机制均受阻,里热要求当先解表,里寒要求当先温里,故里位寒热并用,同时也要解表。因此里位寒热夹杂的治法是寒热同治以及表里同治。

1. 寒热同治

里位寒热并见,首先需要里位的寒热同治。代表是少阳本病,黄芩汤。

相关条文:

**少阳之为病,口苦咽干目眩也。**[ 263 ]

注:口苦咽干,阳明病条文亦见,表示里位存在火邪,而目眩是水饮所作,是里病寒热兼见。

2. 表里同治

里位寒热并见的基础上又兼表位中风,则采用表里同治的一般原则。代表是少阳中风,小柴胡汤。少阳中风是表里同治的代表,里位寒热并见而兼表。

相关条文:

**伤寒五六日,头汗出,微恶寒,手足冷,心下满,口不欲食,大便硬,脉细者,此为表微结,必有表,复有里也。脉沉,亦在里也。汗出为表微。假令纯里结,不得复有外证,悉入在里,此为半在里半在外也。脉虽沉紧,不得为纯里病。所以然者,纯里不得有汗,今头汗出,故知非纯里也,可与小柴胡汤。设不了了者,得屎而解。**[ 148 修正 ]

### 3. 合并病的表里同治法

表里同病的合并病的法度是合方，不同法度的组合。理论上可以任意组合，实际仍需按照病势的缓急先后、表里方向的侧重进行。在此原则下的合方的表里同治，主要有四类：

（1）**里位寒热夹杂，兼表**，类似少阳中风法如六物黄芩汤、黄连汤；

（2）**里热兼表，所急在里**，如桂枝加大黄、桃核承气汤；

（3）**里寒较轻，表现为里位水饮，兼气逆饮逆攻冲表寒不解**，如苓桂类方；

（4）**里寒，表里俱急，甚至所急在表**，如桂枝人参汤、小青龙汤。

对第一种表寒兼见里位寒热的情况，应依据病势（病机趋势）所急进行甄别，采用同治法或分步治疗。

为什么要分步？《伤寒论》反复强调的缓急先后，实际是病势所急方向问题，同治如果干扰该趋势，则绝对不能采用。顺应生机病机、恒温机制的趋势，给邪气找出路，是经方表里之治的治疗用药原则。

《伤寒论》依据祛邪的治法，完成了太阳、太阴、阳明、少阳四种实证定义。

### 4. 半表里的误会

"病有在表者，有在里者，有在表里之间者。此邪气在表里之间，谓之半表半里。"这是金·成无己《注解伤寒论》六病诸篇时，首次给半表半里下的定义。从此出现了一个特殊的"半表半里"概念，为后世援用。成无己的半表半里定义，已经远离伤寒。其文曰："今邪在半表半里之间，未有定处，是以寒热往来也""今止言胸胁苦满，知邪气在表里之间"。成无己所言"邪气在表里之间，谓之半表半里"，造成了一个"夹层"的中间病位的印象，实际是误会。

纵观《伤寒论》，并无"表里之间"中间夹层一说，仅有第148条"必有表复有里""半在里半在外也"，本意为表里同病，而不是中间夹层。后来被规定了一个病位夹层，来描述"表里之间"的病位，叫做"少阳枢机"，这是附会《黄帝内经》的经脉"关阖枢"概念（繁体关字"關"讹为"開"）。仲景少阳中风的寒热夹杂兼表里同病，是"必有表复有里""半在里半在外"的"半表半里"概念。"关阖枢"的"枢机"以及"表里之间"的概念，是典型医经概念的歪曲和误会，造成少阳中风的误诊与小柴胡汤的滥用。

### 5. 表里寒热完全分类

表位的实证是太阳病，寒邪在表。根据完全分类，自然会想到有没有表热证型?《伤寒论》有一类表热证,即伤热伤暑的太阳中暍,属于虚实夹杂证型,不在单纯实证范围内。另有火邪在里影响到表位的阳明病的外证,属于里热证型。阳明中风白虎汤或白虎加人参汤证,里位虽无大热,但因为存在里热耗津的津虚,仍然不是表实热,也是虚实夹杂证型。所以,《伤寒论》并没有"表实热"证型。

那么,有没有"表虚寒"的证型呢?比如津虚而厥表现为四逆(四肢逆冷),有寒热两类虚证与实证。热证为热厥需要分虚实,寒证为寒厥,也存在虚实分类。热厥实证是里热结阳明病承气汤证;热厥虚证是中暍或中暍合病;寒厥虚证是少阴,寒厥实证是寒结或水厥。四种情况皆不能称为"表虚寒"。"厥"是厥阴病的典型表现,是功能胃虚,多涉及里位,不叫做"表虚寒"。病在表,津虚而有寒,只有两类情况,即太阳中风,少阴中风,是风邪表寒以祛邪为主,是虚实同治法以祛邪为主不能叫做"表虚寒"。少阴中风比太阳中风更虚,因而祛邪使用附子,并不是为了补益,因此也不能称为"表虚",少阴病本身无所谓表里,津虚胃虚,表里俱虚,不能叫表虚寒。太阳中风与少阴中风,均存在表位的寒邪实证,因此均不能称为"表虚寒"。因为"表虚寒"的概念是含糊的,是有歧义的,津虚而恶寒与津虚而有寒邪或热邪,是完全不同的意思。"虚"与"表""寒",在六要素中是不同层级的概念,不能并列组合,也就是虚实大于且包含表里寒热的概念,不可以使用"表虚寒"这种含糊的概念去分类《伤寒论》的证型。参见上篇"三、虚实"。

《伤寒论》中表里与寒热四者相互组合,完全分类的结果,有 5 类表里病的基本定义:

(1)**表热**:中暑(太阳中暍,虚实夹杂);

(2)**表寒**:太阳病;

(3)**里寒**:太阴病;

(4)**里热**:阳明病;

(5)**里位寒热夹杂**:少阳病;兼表位中风为少阳中风。

少阳病里位的寒热夹杂已经属于复合病机,但因为少阳病是常见的典型类型,所以《伤寒论》也将其单列为基础定义,不叫做合病。

根据完全分类,表里寒热排除表里同病会有以上 5 类,那么有无表位寒热夹杂的情况?表病伤于风寒而津虚为太阳中风或少阴中风,津虚而伤热是太阳中暍,表位要么是伤风寒的中风或伤寒,要么是伤热的中暑。表位伤热(中暑)不会合病表寒,太阳伤寒、中风也不会合病中暑。表位的寒邪与热邪无同时出现的可能,二者只能居其一。原因是表位寒热二邪形成的机制不同,感受寒邪是体表温煦不足而受风寒,感受暑邪是散热不足而环境温度偏高,二者无同时出现的可能;其次虚实的偏向不同,表寒中风的类型偏于实,表热中暑类型偏于津虚和功能障碍(汗腺障碍、体温中枢调节障碍),更易出现肢厥症状。

有表寒的寒热夹杂类型只能是表里合病,如越婢汤、麻杏甘石汤、麻杏薏甘汤,桂枝配石膏类方,二阳病的合方等等,特点是里位无大热或有大热,即有无典型的里热火证,但并不存在表热邪(中暑),而是存在不同程度里热。

而中暍与寒热之邪的关系,也只能是表里同病,包括合病阳明、少阳的里病,以及太阴里寒三类情况。中暑病机,除了属于虚实夹杂,虚人伤于暑邪、热邪,不属于单纯实证之外;更因为太阳病不以津虚为主,也无表里热邪,而以寒邪在表为主,所以不会出现表位寒热合病的状态。另外阳明中风也必须"无表证",亦即排除太阳病表寒。

综上,表位寒热夹杂的复合类型并不存在。

由于中暑是虚人伤于暑热,其表位热邪不是单独成立的,牵涉到津虚、胃虚的问题,所以在祛邪清热去水饮的基础上,要加上补虚补津液的方法。中暑是一类特殊的、虚实兼具的类型,所以不属于单纯的祛邪法。中暑是《伤寒论》体系中温病系列的重要概念,与伤于风寒的伤寒系区别,如图2。

中暑属于热病、温病的"伤热""中热""夏伤于暑",太阳病属于伤于风寒,也就是说中暑是热邪在表,太阳病是寒邪在表。《伤寒论》提到表证,仅仅指太阳病,不包括中暑,中暑属于病在表,但是虚实夹杂的复杂情况,因此表里先后原则不涉及中暑及其合病。

从表里寒热,到表里先后,再到表里同治,构建了四大类实证的疾病定义,即太阳病、太阴病、阳明病、少阳病。这部分内容的传承渊源,来自扁鹊仓公时代的经方、水火之剂,治疗采用毒药攻邪,以祛邪为主。寒者热之、热者寒之的对治局限,在恒温机制的表里之治、表里先后与同治法则提出后得到解决,这是张仲景在医学理论上的杰出贡献。

表里之治,构建了先后与同治法,以及三种表里关系:太阳与太阴,太阳与阳明,太阳与少阳。其中太阳太阴、太阳与阳明合病,都有先后与同治法。

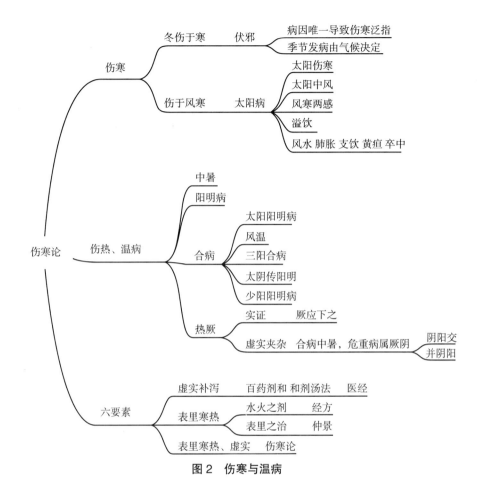

图 2　伤寒与温病

而太阳与少阳的表里合病,只存在同治法,代表方包括黄芩加半夏生姜汤、桂枝加黄芩汤。桂枝汤加一味黄芩,相当于桂枝汤与黄芩汤的合方,唐代叫做阴旦汤。与之对应的阳旦汤是桂枝汤加饴糖,用于产后风、虚劳里急,加饴糖补津液。

　　《伤寒论》采用的是多重对称法,而不是三阴三阳的两两对称。从条文中可见,太阳病并不与某一种局限的病对称。如第 164 条:"解表宜桂枝汤,攻痞宜大黄黄连泻心汤。"是太阳病与阳明病的表里对称;第 372 条"温里宜四逆汤,攻表宜桂枝汤"是太阴病与太阳病的表里对称,等等。最后,将表里总结为如图 3 的思维导图。

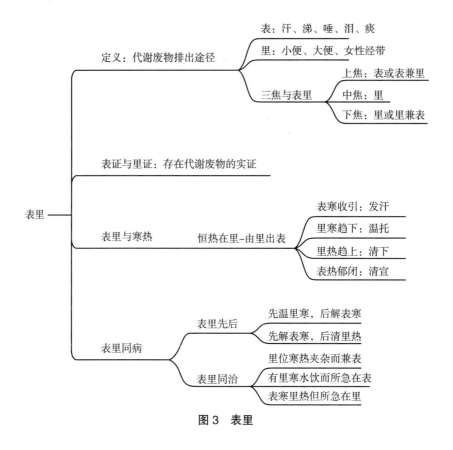

图 3　表里

## （六）水火之剂的局限

汉代经方即水火之剂，是扁鹊时代提出的理论体系，以水火代表寒热两大类证型的疾病治疗方剂。火剂代表清热剂，水剂代表祛寒剂。

在水火之剂时代，以寒温为首，有水火二证。水证指的是寒性的水饮，以水邪寒饮为主，火证指的是热性疾病，以火热干燥为主，也会伴随水饮证但不能用温法。

治疗水证的一大类方叫做水剂汤，祛寒去水饮；治疗火证的一大类方，叫做火剂汤，清热除火。比如《史记·扁鹊仓公列传》提到的一个医案：

齐王侍医遂病，自练五石服之。臣意往过之，遂谓意曰："不肖有病，幸诊遂也。"臣意即诊之，告曰："公病中热。论曰'中热不溲者，不可服五石'。石之为药精悍,公服之不得数溲,亟勿服。色将发臃。"遂曰:"扁鹊曰'阴石以治阳(原文为阴)病,阳石以治阴(原文为阳)病'。夫药石者有阴阳水火之齐,故中热,即为阴石柔剂治之;中寒,即为阳石刚剂治之。"臣意曰:"公所论远矣。扁鹊虽言若是,然必审诊,起度量,立规矩,称权衡,合色脉表里有余不足顺逆之法,参其人动静与息相应,乃可以论。论曰'阳疾处内,阴形应外者,不加悍药及镵石'。夫悍药入中,则邪气辟矣,而宛气愈深。诊法曰'二阴应外,一阳接内者,不可以刚药'。刚药入则动阳,阴病益衰,阳病益箸,邪气流行,为重困于俞,忿发为疽。"意告之后百余日,果为疽发乳上,入缺盆,死。此谓论之大体也,必有经纪。拙工有一不习,文理阴阳失矣。

注:原文是'阴石以治阴病,阳石以治阳病',但结合上下文显然有误。

齐王是齐文王,有专门的侍医,相当于御医,名字叫遂。生了病,自己炮制五石散吃。仓公淳于意,去拜访他,这是客气的说法,实际是去帮忙看病。诊脉后,说是病里热,尿不出,不能吃温性的五石散。吃了解不出小便,应该马上停止服用,面色看起来要发痈疮。

侍医遂说:扁鹊说过,寒凉的阴石用来治疗热病,温燥的阳石用来治疗寒病。药石两类,都有寒热之分,叫做水火之剂。所以里热要用寒凉的阴石,里寒要用温燥的阳石。

言下之意,不同意仓公诊断里热,自己诊断的是里寒,用温燥的五石散没错。但是仓公并没有放弃,继续劝说:扁鹊虽然这样说过,但是需要谨慎地诊断,有如同度量规矩权衡的法则,综合面色、脉象、表里虚实和预后判断,还要结合患者的呼吸和动态表现,才可以下结论。古医论说,表寒较重,但是存在里热,不能用温燥的药。吃温药就会增热,寒证会减轻,但热证会更显著,导致邪气乱跑,加重以后到了表位郁结,就会暴发痈疽。

遂医不以为然,百余日后,胸口乳上发痈疽,入缺盆死。缺盆本来是胸骨上端咽喉下面的窝,结合两根锁骨,像是盆子缺了一块,叫做缺盆,后来叫做"天突",现在缺盆演变成在两边锁骨上窝,一边一个穴位。痈疽化脓,从胸口乳上跑到了锁骨上窝咽喉这里,导致大面积感染,影响了内脏。

这个案子首先两位医生对病机的诊断是不同的,仓公认为是表寒里热不能用温药。这就会存在一个严重的问题,身为侍医为何还会误诊,分不清表里寒热的情况呢？为什么会把里热病误判为里寒病呢？

小便少，怕冷，面色不好，有明显的津虚而不是实证、寒证。二阴应外，一阳接内，表示表寒较重，里热没有表现出燥火，只感觉恶寒怕冷比较严重。这是痈疽常见的情况，病人脉数应该有里热，但自己并不感觉发热，反而可能觉得冷。古人叫脉数无热，或者脉浮数饮食如故，这种脉象是应该有热、发热或者消水消食，病人非但不发热反而有寒，没有明显不适，如果身上有疼痛要发痈疮，这是古人的临床经验。

因为里热消耗，津液不足所以没有小便了，喝水多也不行。同时这里的表寒是津液虚，灌注不足，不是寒邪，不能以辛温发汗，应该养津液清热，这种表寒而里热兼津液虚的情况，属于热厥虚证，应该用白虎加人参汤之类的方子。

因为津液大虚而恶寒，这时候小便量少，也不会有汗，所以不是阳明中风，而是阳明、中暍合病的类型。这牵涉到对热病危重证的认识分类问题，特别是对中暍即中暑病机的认识。这种病是很严重的，如果被弄反了，临床上很危险，极端情况容易死人。五石散也分寒热两类，误用五石散的温药，直接以热益热，暴发痈疽死掉了。

仓公案告诉我们，水火之剂是扁鹊提出的，是已经比较成熟的辨证论治体系。但是张仲景认为，还不够完善。因为水证和火证的治法，必须区分表里方向的代谢途径，并且虚实不能弄反，弄反就会加重，这是根本的原则问题。寒热虚实错杂的复杂情况，该怎么样去处理，这个案例中仓公并没有交代，水火之剂该怎么用，为什么会弄反，正确的处方该是什么，案例也没有给出答案。实际仓公暗示了这个案例超出了水火之剂的范畴，"合色脉表里有余不足"，而涉及虚实的分类问题。汉代经方短于补益精气，用医经分论和剂补益，医经与经方内治法长期分裂不能融合，出现遂医案这样的误诊误治，并不是偶然。

汉代经方水火之剂的理论有三个重大缺陷。首先，如果寒热夹杂，或表寒里热，表热里寒，或者里位寒热夹杂，便不是针对寒热的简单对治，而必须考虑选择表里祛邪途径及其先后与同治关系，更要判断虚实。其次，用水代表寒证是不确切的，表里寒热之邪均与水饮有关，热病也会伴随水证，以水火分寒热，水代表寒证，显然就存在了定义的原始缺陷。最后，需要注意在《汉书·艺文志》中指出的"精气内伤，是所独失也"，经方水火之剂的缺点是没有补益的方法。这是张仲景用《伤寒论》六要素递归理论开创新局面的三个重要原因和动力。

仲景提出的表里之治,完全淘汰了汉代的"经方"水火之剂,并将和剂补益法用虚实递归出完整体系。

　　汉代的经方指的是"水火之剂",后被仲景《伤寒论》的"表里之治"重组。《伤寒论》不止是经方的内容,还包括了医经的和剂,但是《伤寒论》又被后人称为"经方",与"医经"或"时方""局方"相对而言,本出于误会。《伤寒论》既不是汉代的经方,也不是与医经对称的体系,而是终结了内治法在经方与医经的理论分裂。事实上医经一统理论的进程已被张仲景终止,然而却从未被认识,这是个严肃的话题。因此需要注意古今"经方"的含义已发生变化,应避免混淆。

# 三、虚实

实证有表里，虚证无表里。实证有实邪，实邪有表里排泄途径。虚证无表里属性而兼及表里，不能独善。

## （一）什么是虚实

**实**，指的是存在代谢废物，废水、废血或其他糟粕，伴随引起不适的症状、排邪趋势（异常汗出、二便或疼痛等）的表现。实邪需要通过表里路径排出。

代谢的载体是津液，津液如果成为糟粕、废物，不能正常排出，即为实邪。比如鼻涕、痰涎、呕吐物、异常的汗出，或者疼痛恶寒（汗不出）、肿胀、皮疹等。里位则表现为饮食消化的异常，腹痛腹胀，肠鸣，异常的大小便、经带等。

因此，所谓邪气，实际是人生病之后寒温代谢异常，集聚不能正常排出的代谢废物。邪气不是纯粹外来的异物，而是生机代谢的产物。所以邪气可以定义为代谢废物，包括废水、废血、痰、饮等。

代谢废物的排泄方式主要有汗、吐、下三种途径。汗法是发汗，从皮肤表位排出废物；吐法是通过呕吐；下法是通过二便排泄。另外咳嗽等也是废物排出方式。排出邪气，等同于排出代谢废物。比如太阳病发汗，是通过出汗排出体表的代谢废物，从而缓解表位症状，恢复体温循环代谢机制。

**虚**，指的是亡血、亡津液，通过补虚调理恢复，分为津虚、胃虚两种。纯粹的虚证可以不出现典型的排邪、祛邪表现，但临床实际情况往往是虚实夹杂多见。

津虚指津液不足。头发、指甲、皮肤干枯失养，体表失温、缺少血色等。胃虚则指的是功能的异常或衰弱。最轻的情况是疲乏、精神不振多睡眠，进一步是不消化，严重的情况还会出现体温失衡，汗出、二便排泄、呼吸、脉搏、意识、运动等功能异常。

虚实区分及对应治法见图4。

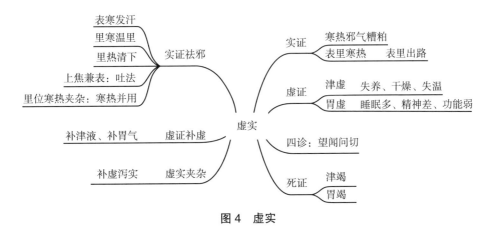

图 4　虚实

前文提到从表里之治的建立,即从表里寒热到表里先后,再到表里同治,构建了四类实证定义,包括太阳病、太阴病、阳明病、少阳病。实证定义基于水火之剂的祛邪法,与之对称的是补虚法,补虚法所定义的疾病则是少阴病。

相关条文:

**少阴之为病,脉微细,但欲寐也。**[281]

少阴病的定义是津虚(脉微细)致使胃虚,精神不振睡眠多(但欲寐)。既不是所谓的"表阴证",也非"里证",更不是"与太阳病相表里"或"阴阳对称"。

少阴病的误会是典型的先入为主,不假思量的结果。阴阳理论的渗透,导致后世对伤寒理论体系的理解与运用,出现诸多误会和障碍,少阴病误会就是其中的典型。

少阴病的补虚法和前面四种实证的祛邪法构成对称,构成定义的第一次扩展。加上虚实同治的厥阴病,构成六种疾病定义的第二次扩展。最后加上温病系的太阳中暍定义,形成了《伤寒论》的七大类疾病定义。

《伤寒论》采用了递归扩展定义,是层层推进的对称。寒热统摄于表里(即表里之治),表里统摄于虚实,最终以虚实为纲。由于定义是逐步扩展的,每一次扩展,均与之前的所有概念叠加相对而构成对称,因此并不是三阴三阳的两两对称。阴阳渗透是《伤寒论》九大误会的重要原因。

## （二）虚实与表里

虚证包括津虚与胃虚两个要素。

第一是津液的不足。津液虚的表现，代表是脉微细（表示津血的不足）。还可以是失养、干燥、失温。

第二是胃气（功能）的虚弱。轻则有但欲寐、记忆力差、疲乏、多睡眠，即由于津液虚导致的精神不足和神志虚弱，进一步有饮食消化、汗出、体温、二便排泄、呼吸、脉搏、意识、运动、生殖功能等问题。重则脏器功能衰竭或意识障碍，成为危重死证，谓之"胃气竭"。

医经说的"脉有胃气"，实质是指循环系统的心搏而非消化能力。故"胃之大络，名曰虚里，出左乳下，其动应手（衣），脉之宗气也"，实指心尖搏动，是古人以心为胃之确证。后世之有无胃气，首先指代脉搏是否正常，其次还包括饮食消化排泄为代表的功能，包含了所有脏腑功能。"肾为胃之关""魄门"等概念，皆属于胃气之范畴。故胃气并不仅仅是消化之胃，而是泛指脏腑功能之胃。

《伤寒论》表里寒热之证是基于水火之剂的祛邪法，定义为实证。相对的，虚证不单独属于表证或里证，但会影响到表里的代谢与体温等功能，也就是说，虚证会兼及表里。这体现在《伤寒论》的少阴病篇定义虚证即少阴本病之后的各种杂病，包括了各种传变方向，有表寒、里热、寒热虚实夹杂。所以少阴病篇的杂病可以看作少阴病与其他病的合病类型，并且已经涉及厥阴病补泻兼施。所以该篇能看到寒热表里的各种情况，严重的情况是传厥阴病死证。

在胃虚的层面中，由于代谢功能的虚弱，一般会出现代谢废物，即邪气的存在，也就是胃虚常伴随表里证而有邪气的存在。而津虚证无所谓表里，但也可以出现与表里证的合病。

单纯津虚的虚，程度较轻，兼见胃虚则为难治或危重证。严重的津虚会出现厥证，包括寒热两类证型；严重的胃虚，成为死证。归纳为：津竭而厥，胃竭而死。两种虚竭都会导致死亡。

实证分表里，虚证无表里。但需要注意，可以说胃虚是里虚，却不能说胃虚是里证，胃虚是整体功能的虚弱。表里证已经定义为排泄途径的实证出路问题,而虚证是摄入问题,不属于表里之治的祛邪范围,而是补虚的入路补益的问题。

寒热之往来出入统摄在表里之下,祛邪泄实法以辨表里为纲,故谓之"表里之治",属于实证。因此虚实这一对概念,包含了表里寒热,从而成为六要素的纲领。因此六要素最终可以简化为:表、里、虚。参见上篇"四、伤寒论以虚实为纲"以及中篇"二、六要素简化辨证步骤"。

# (三)祛邪与补虚

《千金方》卷二十六食治方引仲景门生河东卫汛(泛、氾)记曰:"扁鹊云:人之所依者形也,乱于和气者病也,理于烦毒者药也,济命抚危者医也。安身之本,必资于食;救疾之速,必凭于药。不知食宜者,不足以存生也;不明药忌者,不能以除病也。斯之二事,有灵之所要也。若忽而不学,诚可悲乎。是故食能排邪而安脏腑,悦神爽志以资血气。若能用食平疴,释情遣疾者,可谓良工乎!(长年)饵老之奇法,极养生之术也。夫为医者,当须先洞晓病源,知其所犯,以食治之。食疗不愈,然后命药。药性刚烈,犹若御兵,兵之猛暴,岂容妄发,发用乖宜,损伤处众。药之投疾,殃滥亦然。"

《素问·玉版论要》:"客色见上下左右,各在其要。其色见浅者,汤液主治,十日已。其见深者,必齐主治,二十一日已。其见大深者,醪醴主治,百日已。色夭面脱,不治。色不夭面不脱,百日尽,已。脉短气绝,死;病温虚甚,死。"

对比扁鹊法与《素问》所言,可知汤液治疗轻浅之客邪可资补益。邪气深重,"必齐"主治,为毒药攻邪之剂[1]。病重而损伤正气,使用醪醴即酒浆之属,有补益祛邪之功。

祛邪是辨出路,补虚是辨入路。实证和虚证之间存在自然次序,通常健康人生病,由浅入深,由表入里,病久而虚,最后是虚实夹杂。先是较表浅的代谢废物排泄问题,比如外感在表位的邪气,需要出汗来解决。《伤寒论》首先是祛邪的途径和方法,首重祛邪,要排出邪气、废物;其次构建补虚的方法,最后构建补虚泻实的厥阴病。

祛邪根据寒热表里的排邪途径,实施"汗吐下温清",以及水火同治的少阳法。

[1] 罗琼,顾漫,柳长华.治六十病和齐汤法释名考证[J].中国中药,2018(10):3981.

**1. 汗法**　汗法用药:麻黄、桂枝、杏仁、生姜、石膏、黄芪、葱白、豆豉等。

古方有葱豉汤,麻黄汤,桂枝汤,大青龙汤,桂枝麻黄各半汤,桂枝二麻黄一汤,桂枝二越婢一汤,越婢汤,麻杏甘石汤,桂枝加黄芪汤,麻黄附子甘草汤等。

**2. 吐法**　吐法用药:瓜蒂、瓜蒂散、戎盐。

古方有瓜蒂散、五苓散、盐汤、三物小白散等。瓜蒂散组成:瓜蒂、赤小豆、豆豉;五苓散组成:猪苓、茯苓、泽泻、白术、桂枝;盐汤组成:戎盐;三物小白散组成:桔梗、巴豆、贝母。

**3. 下法**　下法用药:大黄、芒硝、麻子仁、甘遂、大戟、巴豆。

古方有承气汤类方、麻仁丸、十枣汤等。

**4. 温法**　温法用药:炙甘草、大枣、干姜、白术。

古方有炙甘草汤、甘草干姜汤、理中汤、四逆汤等。

**5. 清法**　清法用药:黄芩、黄连、知母、栀子、柴胡、枳壳、石膏、葛根、升麻。

古方有葛根芩连汤、三黄泻心汤等。

**6. 寒热水火同治法**　用药参见温法与清法。

古方有黄芩汤、小柴胡汤、甘草泻心汤、半夏泻心汤、生姜泻心汤、干姜芩连人参汤等。

**7. 补虚法**　少阴层面是补虚法、虚人祛邪法。

补虚法涉及食治、食疗,会出现很多食品。除了甘草、人参之外,如大枣、鸡蛋、阿胶、粳米(大米)、小米、高粱、粟米、小麦、牛奶、百炼酥、猪肤、羊肉、饴糖、蜂蜜、神曲、麦芽、黑豆、豆黄卷、豆豉、清酒、苦酒、美酒醯、酸浆、韭子、薤白、生姜等;

古方有生甘草汤、生姜甘草汤、甘草粉蜜汤、猪肤汤、甘麦大枣汤等。

**8. 补泻兼施**　厥阴层面包括补虚与祛邪并用。

古方有干姜芩连人参汤、乌梅丸、小柴胡汤、白虎加人参汤、甘草泻心汤、半夏泻心汤、生姜泻心汤等。

## （四）虚实的诊断

中医通过四诊"望、闻、问、切"，先判断虚实。虚证可见少气、乏力、疲倦、记忆差、面色不华、有气无力、语声低微等；反之实证可见声音洪亮、声高气粗、精神饱满等。

实证需要注重问诊、切诊，判断病性寒热、病位表里，确定祛邪途径与方法。即先去判断邪气在表还是里，然后决定使用汗、吐、下、温、清等不同方法。

虚证的条文定义是：脉微细、但欲寐。脉微细表示津血的虚少，但欲寐表示精神不振、疲乏多睡眠。说明虚证的定义有两个要素：①津液虚；②胃虚（功能弱）。

虚证是"非实证"，虚证首先不是表里寒邪和热邪为主的表现，而是虚性的表现为主，但可以伴随寒热。主要表现为津血的虚少、色泽不荣、功能的虚弱。通常虚证单纯的情况比较少，多伴随外感或内生的代谢废物。

虚证多使用平性药物或食物补充津液、胃气。补虚法源于医经的和剂汤法，以及经方的汤液食治法。祛邪法注重寒温偏性，补虚法注重合和气味，不强调寒温偏性，多使用平性或以及甘味滋补。

## （五）《伤寒论》治法

**实证祛邪法三层面：**
（1）解表法：有表无里，邪气在表；
（2）治里法：无表里证，里病或里病及表（外证），治里为主；
（3）表里同治：必有表复有里，表里同病。

**虚证治法三层面：**
（1）补虚：少阴本病；
（2）虚人祛邪：少阴伤寒、中风等；
（3）虚实同治：厥阴病。

实证分表里，表病有伤寒、中风、中热（中暍）；里病有太阴、阳明、少阳。伤寒无里证，中风或无里证或有里证；中热同中风，或有（合病）里证。中风、中热皆为虚实同病,其余为祛邪法。少阴定义虚证,本病津虚胃虚,用补虚法,多用食品偏平性而补益,药性寒温为次要辅助。厥阴病在虚证基础上有邪气需要虚实同治。实证与虚证皆有治法三层面,而虚实同治包括实证祛邪法、虚人祛邪法与补虚法,故厥阴篇囊括一切法。

《伤寒论》采用递归扩展不是两两对称的定义,至此水落石出。《伤寒论》并不体现经方与医经的差异,更不是经方与时方的差异,而是理论构建最终递归出厥阴病理法,涵盖一切法,可以完全分类经方、医经与时方的所有药法,而非局限于"外感专著"。

# 四、《伤寒论》以虚实为纲

《素问·平人气象论》:"黄帝问曰:平人何如? 歧伯对曰:人一呼脉再动,一吸脉亦再动,呼吸定息脉五动,闰以太息,命曰平人。平人者不病也。常以不病之人以调病人为法。

人一呼脉一动,一吸脉一动,曰少气。

人一呼脉三动,一吸脉三动而躁,尺热曰病温,尺不热、脉滑曰病风。

人一呼脉四动以上曰死。脉绝不至曰死,乍疏乍数曰死。

人常禀气于胃,脉以胃气为本。胃气者,平人之常气也,人无胃气曰逆,逆者死。"

释:南北朝时期全元起《素问》以"平人气象论"为篇首,论述医生临床诊断技能。

正常人举例:一呼一吸脉五动。

虚证举例:一呼一吸脉二至三动。

实证举例:一呼一吸脉六动而数。加上尺肤热是温病,脉滑是风病。

死证举例:一呼脉四动,比正常快一倍;或者无脉;或者忽快忽慢。

总结:生机的根本在于胃气,脉搏体现了胃气的有无、虚实状态。没有胃气(生机),是死证。

《素问·阴阳应象大论》:"气味辛甘发散为阳,酸苦涌泄为阴。"

释:阴阳在本篇多种意义,需要具体分析。一开始讲阴阳为纲,天地之道等,是为了突出正当性。接着是用自然界类比生机、病机。然后是药食的气味分类,气味的阴阳可以理解为表里,表邪以辛甘发散,里邪用酸苦涌泄。但仍不准确,酸苦涌泄多用于热证和虚证有邪气,虚实夹杂的情况。因此,辛甘发散是祛邪泻实,酸苦涌泄是补虚祛邪,是虚实两套方法。

"帝曰：调此二者奈何？歧伯曰：能知七损八益，则二者可调，不知用此，则早衰也。年四十而阴阳气自半也，起居衰矣。年五十体重，耳目不聪明矣。年六十，阴阳气大衰，九窍不利，下虚上实，涕泣俱出矣。故曰：知之则强，不知则老，故同出而名异耳。智者察同，愚者察异，愚者不足，智者有余，有余则耳目聪明，身体轻强，老者复壮，壮者益治。是以圣人为无为之事，乐恬憺之味，能从欲快志于虚无之守，故寿命无穷，与天地齐，此圣人之治身法也。"

释：七损八益很多种注解，女七男八的年周期或者房中术的说法都有。但是不应忽视损益字面的意义就是补泻，针对虚实。不知此则早衰，可以理解为养生，当然会牵涉到食治。四十岁、五十岁、六十岁的生机逐步衰退，体虚并且会伴随邪气（涕泣俱出）。所以说知道养生就身体强，不知道就老得快。所以损益、强弱、有余不足，与虚实"同出而名异"。针对智者要观察其共性，针对愚者要注意差异。因智者生机强大耳目聪明身体轻健，而愚者不足的虚证各不相同。

"善诊者，察色按脉，先别阴阳。审清浊而知分部；视喘息，听音声，而知病所苦；观权衡视规矩，而知病所生；按尺寸，观浮沉滑涩而知病所在。以治则无过，以诊则不失矣。故曰：病之始起也，可刺而已；其盛，可待衰而已。故因其轻而扬之，因其重而减之，因其衰而彰之。

形不足者，温之以气；精不足者，补之以味。其高者因而越之；其下者引而竭之；中满者泻之于内；其有邪者渍形以为汗，其在皮者汗而发之；其慓悍者，按而收之；其实者散而泻之。审其阴阳，以别柔刚。阳病治阴，阴病治阳。定其血气，各守其乡。血实宜决之，气虚宜掣引之。"

释：按脉阴阳指的是浮、沉、滑、涩，除了病位的诊断，在治疗时首先要判断疾病是刚开始可刺，或正在旺盛期需要待其衰退，或使用泻法扬轻减重，或诊断为虚证而补之（衰而彰之）。形体不足多用温补，精神不足多用平补食补。有邪气需要用各种泻法，包括汗下，还可以按摩，或者散刺。血气实应该用泻法，气虚可以按摩导引。

《伤寒论·辨脉法》：问曰：脉有阴阳，何谓也？答曰：凡脉大、浮、数、动、滑，此名阳也；脉沉、涩、弱、弦、微，此名阴也。凡阴病见阳脉者生，阳病见阴脉者死。

释：辨脉法出自南北朝隋唐以前，或为王叔和所作。此处脉之阴阳不指寸尺。而是两大类强弱脉象，指的是虚实。"凡阴病见阳脉者生，阳病见阴脉者死。"此处阴阳不能以寒热解释，热病见寒象未必死；也无法使用表里解释，表病见沉脉也不是死证标准。只能使用虚实概念解释，虚证见实脉大多为易治，而实证脉虚，表示正虚邪盛，才是危险的死证。

故南北朝以来的诊治法，是以虚实为纲。六要素虚实寒热表里，可以简化为虚、表、里。六要素并不能平权组合，平权组合无法完成基础定义完全分类，必须通过层层递进，以虚实为纲。

宋太宗赵光义御制《太平圣惠方》序云："**凡候疾之深浅，先辨虚实，次察表里，然后依方用药，则无不愈也。**"而未强调"察色按脉，先别阴阳"，是宋初对于医学的一般方法阐述，从宋太宗到宋徽宗之间的巨变，应引起注意。宋太宗赵光义不仅重视医方搜集，并对医理有透彻明白的理解，又对"医者意也"也有独到见解，云"**夫医者意也。疾生于内，药调于外。医明其理，药效如神。触类而生，参详变易，精微之道，用意消停。执见庸医，证候难晓。朕昔自潜邸，求集名方，异术玄针，皆得其要，兼收得妙方千余首，无非亲验，并有准绳。**"

汉代经方是"本草石寒温"的经验方，又叫"水火之剂"，是寒热两大类祛邪泻实方剂，是内治法的泻实法。但汉代经方只是长桑君传扁鹊"禁方"的一部分，除水火之剂外，禁方还包括和剂汤法、调百药剂和等合和五味的补益法。禁方包含补虚祛实的完整内治法。

本草内治法有性味的两类侧重。本于药性寒温偏性祛邪为经方水火之剂，本于气味补泻之和剂是调百药剂和，两者是侧重于补泻差别的关系，并非两个不同的体系。

医经囊括了外治法和内治法，以虚实补泻为要，其"原人血脉经落（通"络"）骨髓阴阳表里"的阴阳是虚实之义。医经将"调百药剂和"的内治法与"针石汤火"的外治法归为"以物相使"的一类，大概认为五行五味的关系，也属于物理关系，等于物理刺激。医经将偏于补益"合和五味""调百药剂和"的方法，与外治法针石汤火,同归为以"原人血脉"等解剖学为基础的"以物相使"一类,默认了五味之间的关系是一种物理关系。

这种观念出自五德终始学说演化而来的五行生克理论,在古人看来是如磁石取铁般"物理相使"的关系,与寒热祛邪的经方水火之剂有别。受汉武帝五经经学的影响,尤其汉代阴阳家与五行家的合流,谓之"言阴阳五行以为黄帝之道"。汉以前的本草医学因此演变成医经与经方,造成了本草内治法的割裂与理解、运用上的困境。

如果医经内治法的"合和五味""调百药剂和"是"以物相使"的物理关系,则会反衬经方水火之剂"本草石寒温"的寒热偏性祛邪,不同于医经使用阴阳五行的解释机制。

实际历史上并没有"经方"与"医经"两大理论体系或者说"两派",它们俱出自扁鹊医学,这也是仓公诊籍遂医案所揭示的问题。内治法的割裂困境,直到张仲景的《伤寒论》才得以解决。仲景继承了扁鹊医学,但并未采用阴阳五行理论。《伤寒论》的目的是融合毒药攻邪与汤液醪醴、和剂汤法、百药剂和、汤液经法(食治法),从而以虚实补泻构建体系,是从生机的往来出入,胃气、津液的强弱、虚实出发,既非阴阳五行,更不是三阴三阳。

医学基于生机,生机表现为往来出入,往来出入维持恒温(温煦)、营养摄入、糟粕排出;从这里可以看到,寒温是一个局部,寒温需要通过表里输布和排泄去完成,而表里的输布包括营养支持与排泄。寒温是生机或病机的性质,而表里是实现道路。另外,生命更复杂的功能构建,是意识和心理,即所谓治病与调心,怎么样防止劳复、食复,最后是养生防病,牵涉到饮食起居的习惯,精神情志的修养。寒热、表里、虚实,三个概念是不同层面的,向前包含。递归法是层层递进的,在对称原则下扩展,完成完全分类。

误读是一直存在的。解剖、生理方面的论述多在医经。《素问》的内治法体系是强调五味补泻,秉承了"调百药剂和""和合五味"与"本草石寒温"的差别,是医经内治法,不强调寒温偏性而强调补泻。而经方"水火之剂"本寒温偏性强调毒药攻邪,是以"精气内伤不见于外,是所独失也",长于攻邪而短于补虚。《伤寒论》的三阴三阳是受到《素问·热论》的影响,导致宋以前《伤寒论》不同传本三阴三阳定义的不统一甚至截然相反,提示唐代是三阴三阳概念的"争鸣"时期,非仲景原创。

　　《伤寒论》之所以被误会,首先是因为伤寒概念的泛指导致出现《难经》"伤寒有五"、《素问》"热病皆伤寒之类"的概念影响,其次是阴阳理论的渗透,用三阴三阳统六病(本为七病),同时因为温病内容的丢失,在唐宋以阴阳改替表里寒热,对于虚实概念的处理依然使用阴阳,导致概念混乱,尤其是少阴病的误会,终致仲景体系面目全非。

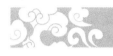中　篇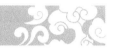

# 六要素临证应用

# 一、《伤寒论》疾病分类

## （一）伤寒与温病

孙思邈《千金翼方》卷第九伤寒上"论曰：伤寒热病，自古有之。名贤睿哲，多所防御。至于仲景，特有神功，寻思旨趣，莫测其致。所以医人未能钻仰。尝见太医疗伤寒，惟大青、知母等诸冷物投之，极与仲景本意相反。汤药虽行，百无一效。伤其如此，遂披伤寒大论，鸠集要妙。以为其方行之以来，未有不验。旧法方证，意义幽隐，乃令近智所迷。览之者，造次难悟；中庸之士，绝而不思。故使闾里之中，岁至夭枉之痛，远想令人慨然无已。今以方证同条，比类相附，须有检讨，仓卒易知。夫寻方之大意，不过三种：一则桂枝，二则麻黄，三则青龙。此之三方，凡疗伤寒不出之也。其柴胡等诸方，皆是吐下发汗后不解之事，非是正对之法。术数未深，而天下名贤，止而不学，诚可悲夫。又有仆隶卑下，冒犯风寒，天行疫疬，先被其毒。悯之酸心，聊述兹意，为之救法。方虽是旧，弘之惟新。好古君子，嘉其博济之利，勿嗤诮焉。"

热病用大青、知母当然没有错，但太阳病用了就是错。太阳病的发热不是热病、温病，太阳病属于"伤于风寒"的寒病。仲景是要分伤寒、热病两大类的，因"医人未能钻仰"不明其理，"与仲景本意相反"而误用寒凉药物治疗太阳病发热。

发热不是太阳病的必要条件，或已发热、或未发热，可以不发热。太阳病的病机是寒饮在表：恶风恶寒，头项强痛，身痛身肿，或不痛而重。

太阳病的发热是机体鼓动津液欲汗出的自解趋势，机体驱热祛寒的趋势只能去帮助，而不能用冷物诸如大青、知母以及冷水等去遏制。因此太阳病的发热并非邪气，而是正气抗邪的发热，是生机之热。如"反以黄芩汤彻其热"是不可清的热，是恒热在里的根本生机。孙思邈这段说明伤寒与热病不是一类。

伤寒发热，太阳病的发热，治的不是发热，而是表位代谢废物废水、在表凝聚的寒饮,有麻黄汤、桂枝汤、大青龙汤三个方"疗伤寒不出之",实际太阳病不止这三个类方。

## (二)《伤寒论》中的温病

### 1. 温病定义

《伤寒论》第 6 条提到温病:"太阳病,发热而渴,不恶寒者为温病。"暍病篇云:"太阳中热,暍是也。"中热即伤热,又名中暑,太阳中暍即表位伤热,属于温病类型。

温病首先有中暑表热证,《伤寒论》中称为太阳中暍。中暑是发于表位的热证,因为环境气温高、湿度大,又或体弱,产热过多散热不及,发为中暑。中暑属于表热证兼津虚证,属于虚实夹杂,治法补津液清热,或单纯清热去水饮。

温病并不等于阳明病。除阳明本病里实、太阳中暍外,皆为合病类型:比如可发汗的太阳阳明病,少阳阳明与太阳中暍合病的三阳合病,还有太阴病传阳明,或厥阴病类型,如石发、痈疽等。

古医经中的"热病阴阳交"的危重证,在《伤寒论》中为温病的严重类型,涉及中暍的风温、三阳合病、热厥重症,属厥阴病。

温病又叫做热病。《脉经》卷七热病阴阳交篇,正文第一句开头又作"温病",《素问·评热病论》首句论"病温",也默认热病即温病,可见热病与温病同义。

《病源》中,"凡皮肤热甚,脉盛躁者,病温也。其脉盛而滑者,汗且出也。"温病症状"头痛壮热","暑病者,热重于温也","暑病,即热病也"。暑病症状"夏至乃发壮热,又为暑病"。可见温病、暑病均有壮热症状,而发病时间季节不同,此外《病源》中还提到了"冬温病"。可见温病不限于季节,用"寒热温凉"的四季特点来命名疾病和限定发病原因和时间,不尽符合事实。

### 2. 伤寒、温病、时行的区别

南北朝时古人便把外感疾病分为三类:伤寒、温病(伏病)、时行(天行、时气、时行伤寒,即传染病)。

《黄帝内经》对于温病机制的解释:"冬伤于寒,春必病温;夏伤于暑,秋必痎疟。"有伤寒,必存在伤暑、伤风、伤湿等。将发病原因归为两类:"中而即病"

叫做伤寒,"不即病"换季后再发作叫做伏病或者温病。所谓伏,即邪气"伏于里",其真实的意义是,已经存在里病、里邪尤其是里热,而非"伏寒在内"寒邪一成不变地潜伏或潜伏了多久的问题。完全不考虑生机代谢的内因,将疾病原因归为唯一外因不可取。

陈延之《小品方》引经言说"春气温和,夏气暑热,秋气清凉,冬气凛冽……其伤于四时之气,皆能为病""是以辛苦之人,春夏必有温病者,皆由其冬时触冒之所致,非时行之气也"。认为春夏皆有温病,无需区分是暑病还是温病。同时从发病原因上将伤寒、温病、时行三者进行了区分,并强调"伤于四时之气,皆能为病"。陈延之"考之众经",引用南北朝初期的医经"经言",否定葛洪的"雅俗"之别,也不支持同时期存在《难经》"伤寒有五"、《素问》"热病皆伤寒之类"的概念。

王叔和曰:"又夫伤寒病者,起自风寒",并没有所谓"冬伤于寒"的季节概念。实际生活中,冬天有人感冒,夏天也会有人受寒,换季气温变化引起外感,不能一概归因于"冬伤于寒"。每个人情况不同,中而即病,也有伤寒与中风的区别。

《伤寒论》的疾病概念,并不强调病因,"风寒暑湿"都是当下的症状与病机,"因发知受",基于当前的人体状态对外界致病原因的应激反应,季节等外部因素有一定影响,但显然人体生机的内因引发的表现才更为关键。这里有两个问题:一是疾病原因并不区分季节,风寒暑湿,哪个季节都能致病;二是疾病本身也不区分季节,伤寒温病,哪个季节都能出现。赤道没有冬季,那里的人没有"冬伤于寒"照样生病。

将各种病因完全归于"冬伤于寒",无视"风寒暑湿"伤人皆生病,显然"伤寒"作为唯一病因,不仅不符合事实,且违背了张仲景所论"五邪""三因",同时也是"伤寒"概念泛滥泛指的根本原因,从而有《难经》"伤寒有五"、《素问》"热病皆伤寒之类"的晚出,与《伤寒论》抵牾。《伤寒论》的书名也因"伤寒"概念泛滥而误,逐渐替代了"辨病""论病",仲景之书本不名"伤寒"。

《诸病源候论》因伤寒泛指而将时行、百合、中风等病,均冠以伤寒,如"时行伤寒"、"伤寒百合"、"中风伤寒"等。导致《外台秘要》"时行伤寒"掉了"时行"只剩下"伤寒"而误将华佗的时行病治法论述分列卷一与卷三。同样的错误出现在宋校《金匮要略》百合狐惑阴阳毒病证治第三当中,本应为"狐惑之病,状如百合",结果因为冠以伤寒的"伤寒百合"掉了"百合"二字变成"狐惑之为病,状如伤寒。"长期令学者莫名其妙。

古人已知温病的类型和天行时行,乃至石发,即吃五石散发作的温病,非常类似。但是天行更为剧烈,得病的人多,老幼得病症状几乎一致,属于传染病。

《外台秘要》卷一:

华佗曰:夫伤寒(作者按:"伤寒"应为"时行"或"时行伤寒")始得,一日在皮,当摩膏火灸即愈。若不解者,至二日在肤,可法针,服解肌散发汗,汗出即愈。若不解者,至三日在肌,复一发汗则愈。若不解者,止,勿复发汗也。至四日在胸,宜服藜芦丸,微吐则愈。若更困,藜芦丸不能吐者服小豆瓜蒂散吐之则愈,视病尚未醒,醒者复一法针之。(藜芦丸近用损人不录之。瓜蒂散在卷末杂疗中范汪方二味者是也)五日在腹,六日入胃,入胃则可下也。若热毒在胃外,未入于胃而先下之者,其热乘虚便入胃,则烂胃也。然热入胃病,要当须复下去之,不得留于胃中。胃若实热,致此为病,三死一生,此辈皆多不愈。胃虚热入烂胃也。其热微者赤斑出,剧者黑斑出,赤斑出者五死一生,黑斑出者十死一生。但论人有强弱,病有难易,功效相倍耳。病者过日,不以时下之,热不得泄,亦胃烂斑出矣。

若得病无热,但狂言烦躁不安,精采言语与人不相主当者,勿以火迫之,但以五苓散一方寸匕,水和服之(五苓散仲景云猪苓散是也,在第二卷伤寒中风部中,千金翼方五味者是也)。当以新汲井水,强饮一升许,若一升半可至二升益佳,令以指刺喉中吐之,病随手愈,不即吐者,此病辈多不善,勿强与水,水停即结心下也。当更以余药吐之,皆令相主当者,不尔即危,若此病不急以猪苓散吐解之者,其死殆速耳,亦可先吐去毒物,及法针之尤佳。

又云:春夏无大吐下,秋冬无大发汗。发汗法,冬及始春大寒,宜服神丹丸,亦可摩膏火灸。(膏在杂疗中,黄膏七味,白膏四味,并范汪方是也)若末春、夏月、初秋,凡此热月,不宜火灸,又不宜厚覆,宜服六物青散(青散在杂疗中范汪方六味者是也)。若崔文行度障散(度障散在杂疗中范汪方四味者是也)、赤散(赤散在杂疗中范汪方七味者是也,本出华佗)、雪煎亦善(雪煎在杂疗中古今录验方三味者是也)。若无丸散及煎,但单煮柴胡数两,伤寒时行并可服也,不但一也。至再三发汗不解,当与汤,实者转下之,其脉朝夕驶者为实癖也,朝平夕驶者非癖也,转汤为可早与,但当少与,勿令下多耳,少与当数其间。

病有虚烦热者与伤寒相似,然不恶寒,身不疼痛,故知非伤寒也,不可发汗。头不痛,脉不紧数,故知非里实也,不可下。如此内外皆不可攻,而师强攻之,必遂损竭多死矣。诸虚烦但当行竹叶汤(竹叶汤在第三卷天行虚烦部中出文仲方是也。按:即竹叶石膏汤)。若呕者与橘皮汤,一剂不愈者,可重与也(橘皮汤在第二卷伤寒呕哕部中四味者是也,出于深师方)。此法宫泰数用甚效。伤寒后虚烦,亦宜服此汤。(仲景、千金方同)

对比《外台秘要》卷三:

然得时行病,一日在皮毛,当摩膏火灸愈;不解者,二日在肤,可法针,服解肌散,汗出愈;不解,三日复发汗,若大汗则愈,不解者止,勿复发汗也;四日在胸,服藜芦丸,微吐之愈,若病固,服藜芦丸不吐者,服赤小豆瓜蒂散吐之即愈,视病者尚未了了,复一法针之,当解;不愈者,六日热已入胃,乃与利汤下之愈,百无不如意,但当谛视节度与病耳。若食不消病,亦如时行病,俱发热头痛。食病当速下之,时行病当待六七日下之。

时行病始得,一日在皮、二日在肤、三日在肌、四日在胸、五日入胃,入胃乃可下也。热在胃外而下之,则热乘虚便入胃,然病要当复下去之,不得留于胃中也。胃若实热,致此为病,三死一生。此辈皆多不愈,胃虚热入烂胃也。其热微者赤斑出,剧者黑斑出,赤斑出者五死一生,黑斑出者十死一生。但论人有强弱、病有难易,功效相倍耳。病者过日,不以时下之,热不得泄,亦胃烂斑出矣。若得病无热,但狂言烦躁不安,精采言语与人不相主当者,勿以火迫之,但以猪苓散一方寸匕,水和服之,当以新汲冷水令强饮一升,若一升半可至二升,益佳,以指刺喉中吐之,随手愈。不即吐者,此病辈多不善,勿强与水,水停即结心下也,更当以余药吐之,皆令相主当者,不尔必危。若此病不急以猪苓散吐解之者,其死殆速矣,亦可先以去毒物及法针之,尤佳。

按《证类本草》引《图经》云:"病欲饮水而复吐之为水逆,冬时寒嗽如疟状,亦与猪苓散,此即五苓散也。"五苓散原名猪苓散,为了与《金匮要略》杂病中三味猪苓散区别,名五味猪苓散,后遂简称五苓散。[1]

[1] 小高修司,冈田研吉,郭秀梅,等.五苓散考[J].河南中医,2011,31(5):445-447.

《外台秘要》卷一伤寒和卷三天行所论相似内容,是华佗论时行温病的不同版本。卷一的猪苓散,《千金方》作"五苓散",《外台秘要》注云"五苓散仲景云猪苓散是也",五苓散仲景本名猪苓散。华佗所论是关于天行、时行的快速传变以及治疗与日数关系的论述。华佗所用方,如竹叶石膏汤、大橘皮汤、猪苓散等等,俗称张仲景方。《史记·扁鹊仓公列传》中医案记载水齐汤、火齐汤,是扁鹊所传的水火之剂,汉代叫做经方。医经和经方并非两派,仅仅是两类方法,同出自扁鹊。扁鹊、仓公、华佗、仲景等都兼通医经与经方。张仲景不同在于,用表里之治淘汰了经方水火之剂,用少阴法、厥阴法淘汰医经内治法的"调百药剂和"。"医经派"是后世误会,历史上未曾有过医经与经方的派别,二者之间更不曾有过什么"争鸣"。

王焘之后关于天行温病之论从《伤寒论》消失。王焘注云"仲景、千金同",是唐代时《伤寒论》还有这段温病的内容。华佗论"时行伤寒"误为"伤寒",是因为"伤寒"概念的泛滥。由于"伤寒"概念的泛滥,与时行、温病混为一谈,导致把华佗对于"时行伤寒"的论述一到五六日,乃至七八九日的变化和治法,误会为"伤寒"的一般规律,因此同样的内容,既见于《外台秘要》卷一"华佗论伤寒始得",又见于卷三论时行传染病变成"然得时行病",又见于《诸病源候论》论温病、热病、时行等治法,还见于《素问·热论》论"伤寒"六日六经,因为热病也是"伤寒"。伤寒概念的泛滥,及其所引起的连锁反应般的误会,最终导致以《素问》六日六经本为论热病温病治法的规律,去套《伤寒论》"六经病"的定义。并且关于时行病有六日入胃和五日入胃二说并存,且六日入胃一套里面,五日入腹无对治方法,显得比较突兀,明显是为了凑六日六经才改为"六日入胃"。

### 3.《伤寒论》温病体系

《伤寒论》暍病篇中,太阳中热,中热即伤热、中暍、伤暑,可见暍病也属于热病,又称为温病。可见温病和暑病,在《伤寒论》中并不区分时间季节上的不同,同属于热病、温病,与陈延之《小品方》一致。

《伤寒论》中的温病体系,从中热(中暍)即伤暑展开,论及可发汗太阳阳明病及其传变,以及中暍与其他病的合病类型,乃至危重病的热厥死证。由于温病体系及其危重顽病的治疗,历代如"江南诸师秘仲景要方不传",而要方所治疗的大病顽疾,包括石发、痈疽、虚劳、劳复等疑难病均涉及仲景论温病治法散佚,导致理法方药隐晦难明,最后被误会体系不全。

《伤寒论》实际有明暗两条线,明线伤寒、暗线温病,总共定义了七类基础疾病。两条线皆从表位开始,以寒热属性展开,扩展到里病的情况。两条线发展到最后,都归到津竭而厥,胃竭而死的厥阴病。《伤寒论》以寒热两端,由表入里的病传观,引入三阴三阳的概念,最终被误会为六病,误为经脉病。

温病实际贯穿了整部《伤寒论》,有以下分类:

(1)**太阳中暍**,不可汗、下、温针(暑病不可汗)。

(2)**可发汗的太阳阳明合病**;发汗的同时照顾阳明里热(二阳病可发汗)。

(3)**温病发汗不解,传变风温,即阳明中风合病太阳中暍**;不可汗、吐、下、火劫、水劫,代表方为白虎加人参汤。

(4)**阳明中风**,不可汗、下、温针。治疗可用白虎汤、白虎加人参汤等。

(5)**阳明病,传里里实**:可吐、可下。

(6)**三阳合病,即太阳中暍合病阳明少阳**;不可汗吐下;治疗用白虎加人参汤;偏于少阳,则竹叶石膏汤、柴胡石膏类方。

(7)**太阳中暍、阳明中风、风温、三阳合病的误治传变类型**;治疗用调胃承气汤、栀子汤、大承气汤、黄连阿胶汤、麦门冬汤、竹叶石膏汤、猪苓汤、小半夏汤、四逆汤等。

(8)**厥阴病**,如石发、痈疽、虚劳、劳复、食复等。

其中的危重证,如热病阴阳交,即中暍重证或与中暍的合病重证,属于厥阴病中热厥虚性类型。另有实证类型如大承气汤证的热厥,多非死证。


## (三)中医思维

寒热和表里的概念,是不可分割的,是与生机法则统一的代谢途径,"往来出入"的出路与入路的问题。这是中医最根本、可实现疗效的原理和机制,并不存在"中医是否科学"的问题,也不存在其他的"中医思维"。中医思维的唯一基础原则是生机法则,脱离生机法则,则变成术数玄学。

西医学对于体温问题的认知,知道恒温调节,对于热病也有发汗、解热镇痛、冰敷甚至攻下的方法,但是对表寒和里寒基本没有认知。无论是从对称法则还是完全分类的角度上看,都是存在缺陷的。由此不可避免造成误治、逆治,违背恒温机制而加重的情况。比如过分输液,对于里寒会加重负担,轻者消化不良,重者腹泻病情加重,甚至水气上逆加重咳喘、哮喘等。

古人命名疾病,比如中风,因为风邪致病使人腠理疏泄开张,表现为异常的汗出,所以将这一类异常汗出的疾病命名为中风。"因发知受",以结果推测病因,又以症状命名疾病,实际是一种循环定义。中风包括异常汗出和弛缓废用等症状表现,而不是强调"风"的病因。

实际中医思维不是病因论。同样环境条件下有人中风,有人伤寒,有人温病,外因不是决定因素,也就不存在病因的唯一性。

中医思维是生机病机论,是当下的代谢状态,病势倾向的病机论,不追求病因。同时,很多疾病也难以追求第一因,根本搞不清楚病因。对因治疗是西医学思路,找不到病因,只能对症治疗。中医的思维不同到底在哪里?就是辨病机,当机对治,没有彻底追求病因的思维。

人体是一个复杂的系统,疾病是多因多果的,无法用简单线性因果来分析解决。复杂系统问题的解决方案,只能是平衡观,参与干涉和帮助,并不是简单切断因果链,这是与西医完全不同的思路。因此中医既不是脏腑经脉的结构还原论,也不是病因论,更不是时间、气候决定论,而是生机病机论。

真实的中医思维,是可以与西医学互动的,前提是必须讲清楚生机法则体温代谢途径的处置方式。与西医学比较,是存在某些优势的。总体上看中西医互有长短,相互推动已有可能。

# (四)《伤寒论》七病

## 1. 太阳病病机——表寒

| 证型分类 | 代表方 |
| --- | --- |
| 伤寒 | 麻黄汤、葛根汤 |
| 中风 | 桂枝汤 |
| 风寒 | 桂枝麻黄各半汤、桂枝二麻黄一汤 |

续表

| 证型分类 | 代表方 |
|---|---|
| 溢饮 | 大青龙汤、甘草麻黄汤 |
| 支饮 | 桂枝甘草汤 |
| 风水 | 桂枝二越婢一汤、越婢汤 |
| 咳喘 | 麻黄杏仁甘草石膏汤、越婢加半夏汤 |
| 风湿 | 麻黄杏仁薏仁甘草汤 |
| 黄疸 | 麻黄醇酒汤 |
| 卒中 | 麻黄杏仁甘草汤(还魂汤) |

### 2. 阳明病病机——里热

| 证型分类 | 代表方 |
|---|---|
| 心下痞 | 大黄黄连泻心汤(三黄泻心汤) |
| 谵语发热汗出不恶寒,尿黄赤,大便硬、不大便 | 承气汤 |
| 阳明中风:脉洪大汗多恶热不恶寒,身重、口不仁、面垢 | 白虎汤 |
| 脉洪大或有汗或无汗,口干舌燥,渴饮喜凉,不恶寒;或汗出恶寒;或者背微恶寒;或者轻度恶风,或者有肢厥冷但身热;或伴随大便硬 | 白虎加人参汤 |

### 3. 太阴病病机——里寒

| 证型分类 | 代表方 |
|---|---|
| 里寒 | 理中汤、甘草干姜汤、四逆汤 |
| 太阴中风 | 桂枝加黄芪汤、黄芪桂枝五物汤、芪芍桂酒汤 |

### 4. 少阳病病机——里位寒热夹杂

| 证型分类 | 代表方 |
|---|---|
| 少阳本病:里位寒热同病;里位湿热和水饮;自下利,或口苦咽干目眩 | 黄芩汤 |
| 少阳中风:里位寒热并见,兼表证中风 | 小柴胡汤 |

### 5. 少阴病病机——津虚胃虚

| 证型分类 | 代表方 |
|---|---|
| **虚证补虚**<br>少阴病:脉微细但欲寐;<br>病机:津液虚、功能弱;<br>治法:补津液 | 生甘草汤、甘草粉蜜汤<br>甘麦大枣汤等 |
| **虚而邪实**<br>**虚人祛邪** | 麻黄附子甘草汤、麻黄附子细辛汤等 |

以下6、7为虚实夹杂的两类:

### 6. 太阳中暍病机——津虚而表位伤热、中暑

出现高热汗不出,或汗出高热神志不清,高热超过40℃,应送医院急救。

| 证型分类 | 代表方 |
|---|---|
| 汗出恶寒,身热而渴;发热恶寒,身重而疼痛,其脉弦细芤迟,伴随身热或口干渴,牙齿干无津液 | 白虎加人参汤 |
| 身热疼重而脉微弱 | 一物瓜蒂汤 |
| 有呕哕而素体寒湿者 | 橘皮汤、藿香正气水 |
| 中暍合病偏于少阳,可以出现呕、里结 | 竹叶石膏汤 |
| 风温:中暍合病阳明中风 | 白虎加人参汤 |
| 三阳合病:中暍合病阳明少阳。 | 白虎加人参汤、竹叶石膏汤、石膏柴胡汤 |

### 7. 厥阴病病机——津虚、胃虚,寒热表里,虚实夹杂

| 证型分类 | 代表方 |
|---|---|
| 厥阴里病 | 干姜芩连人参汤、四逆加人参汤 |
| 厥阴中风 | 乌梅丸、小柴胡汤 |

　　七病中除了太阳中暍外的六病均有本病和中风类型,中风是次级类型,最后有合并系属的相互关系。太阳、阳明、少阳、太阴四类中风是实证兼虚,少阴、厥阴中风是虚证兼实,有虚实侧重的偏向。七病递归是虚实为纲。单纯祛邪法是表里寒热四种病,虚证定义少阴,虚实夹杂定义厥阴。中暍是虚实夹杂分

支,可视为少阴传变,虚人伤暑,表位热邪,严重时属厥阴。伤寒和温病两条线最终都会发展到厥阴病,如图5所示:

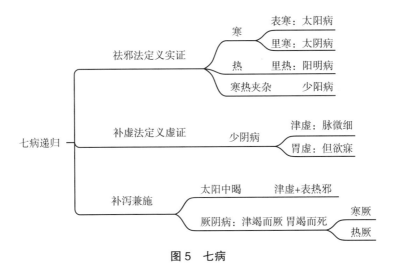

图5　七病

## (五) 阳明中风、风温与三阳合病

### 1. 阳明中风

阳明中风,口苦咽干,腹满微喘。发热恶寒,脉浮而紧。若下之,则腹满小便难也。[189]

阳明病,脉浮而紧者,必潮热发作有时。但浮者,必盗汗出。[201]

问曰:阳明病外证云何? 答曰:身热,汗自出,不恶寒,反恶热也。[182]

阳明病,脉浮而紧,咽燥口苦,腹满而喘,发热汗出,不恶寒反恶热,身重。[221]

阳明病脉迟,虽汗出,不恶寒者,其身必重,短气,腹满而喘;有潮热者,此外欲解,可攻里也。手足濈然汗出者,此大便已硬也,大承气汤主之。若汗多,

**微发热恶寒者,外未解也,一法与桂枝汤。其热不潮,未可与承气汤。若腹大满不通者,可与小承气汤,微和胃气,勿令至大泄下。[208]**

第189条,阳明中风是有汗的。口苦咽干是里热饮逆津亏,喘也是里热气逆;这是石膏证。腹满,可见于水结或火结,是哪种还要看大小便情况,"若下之"暗示有便结,所以这个腹满是火结、里热结。微喘,太阳表不解或者阳明的水热上冲,前者是麻黄证,后者是石膏证。

"发热恶寒,脉浮而紧"一句较为突兀。先来看看阳明病出汗恶寒的情况:

第201条,也是阳明病"脉浮而紧",脉紧存在外证表饮,潮热汗出,但没有提到恶寒。第182条,阳明病外证"身热,汗自出,不恶寒,反恶热"。第221条,"发热汗出、不恶寒反恶热"。第208条,"若汗多,微发热恶寒者,外未解也"。所以汗多不恶寒是阳明外证,汗多发热恶寒是太阳病未解。

因此,第189条中风有汗,脉浮紧而恶寒是太阳病有表实寒邪未解。这条并非单纯的阳明中风,而是二阳病、温病。

发热恶寒是太阳病表不解,加上脉浮而紧是有表邪表饮,脉象排除中暍,是麻黄证。综合起来是麻黄配石膏类的方子。"若下之,则腹满小便难也",如果用下法,腹满不会减轻反而加重,并且伤津液小便难。

综上,第189条,如果文本没有错误就是太阳阳明合病,不是单纯阳明中风。文本如果有错误,那么"发热恶寒"应为"发热不恶寒",这才是单纯的阳明中风,治疗用白虎汤。

阳明中风兼口燥渴津虚,治疗用白虎加人参汤:

**服桂枝汤,大汗出后,大烦渴不解,脉洪大者,白虎加人参汤主之。[26]**

**阳明病,脉浮而紧,咽燥口苦,腹满而喘,发热汗出,不恶寒,反恶热,身重。若渴欲饮水,口干舌燥者,白虎加人参汤主之。[221][222]**

第26条太阳病发汗后,大汗出,太阳病没了,但是传里热,表现为大烦渴、脉洪大,是阳明中风兼烦渴。第221、222条也是。

### 2. 风温

太阳病,发热而渴,不恶寒者为温病。若发汗已,身灼热者,名风温。风温为病,脉阴阳俱浮,自汗出,身重,多眠睡,鼻息必鼾,语言难出。若被下者,小便不利,直视失溲。若被火者,微发黄色,剧则如惊痫,时瘛疭。若火熏之,一逆尚引日,再逆促命期。[6]

第6条"风温为病,脉阴阳(寸尺)俱浮。自汗出,身重,多眠睡,鼻息必鼾,语言难出"。风温的脉浮主热,热盛;自汗出,汗多;身重,溢饮;多睡眠,热伤津液(阳明病的虚证和少阴病的虚证,都是津虚导致的多睡眠,但要注意寒热表现不同,此外三阳合病也会"但欲眠睡");鼻息必鼾,呼吸粗重,打鼾;语言难出,说话不利索,嘴巴不得劲,与第219条"口不仁"类似;一派火热伤津的表现,急需甘寒补津液。

因发汗而热不退,不可继续发汗。汗出而热留,是邪胜而精却,意味着津虚和热盛。也不可以用下法,"若被下者,小便不利,直视失溲",再用攻下法,则津液虚竭,双眼发直,无尿可尿。误用火加热治疗,包括烧针、烧瓦等方法,造成火劫、火逆,皮肤微发黄,变成黄疸病,加重以后发生惊痫、痉挛等,属于热痉挛的虚证。

"若火熏之,一逆尚引日,再逆促命期",误用火熏治一次,还可以拖几天,再次误治,便危及生命了,这是风温津虚严重的情况。有津虚的热厥恶寒才会误用火熏,这里的恶寒也是中暍病机,误将热厥当成寒邪而用火攻,导致津液更虚。

风温,是联合词组,有中风、温病的病机,实际是阳明中风合病太阳中暍,也是温病偏表的类型,宜白虎加人参汤。

### 3. 三阳合病

伤寒无大热,口燥渴,心烦,背微恶寒者,白虎加人参汤主之。[169]

三阳合病,腹满身重,难以转侧,口不仁,面垢,谵语,遗尿。发汗则谵语;下之则额上生汗,手足逆冷。若自汗出者,白虎汤主之。[219]

**三阳合病,脉浮大,上关上,但欲眠睡,目合则汗。[ 268 ]**

第 169 条是太阳中暍,有背微恶寒,津虚不温而燥渴心烦;第 219 条是身重溢饮;第 268 条是津虚欲眠睡、盗汗,各有侧重,皆为火热津亏有饮。

第 219 条的腹满为里结;身重难以转侧,水饮跑到体表为溢饮;口不仁为津亏溢饮;面垢为水饮;谵语为火结;遗尿是水热。这套症状叫做三阳合病,里面并没有太阳病的症状。若自汗出,身重溢饮,水证较明显,是白虎汤证,白虎汤也没有太阳表药。如果津虚为主则是白虎加人参汤证。

**伤寒脉浮发热无汗,其表不解,不可与白虎汤。渴欲饮水,无表证者,白虎加人参汤主之。[ 170 ]**

"其表不解不可与白虎汤",而三阳合病用白虎汤或白虎加人参汤,是"无表证"者,这里的无表证是排除太阳病表寒。所以三阳合病,并不包括太阳病,而是太阳中暍合病阳明、少阳。少阳在这里是里位的火证兼水饮。

三阳合病的病机是中暍合病阳明中风与少阳水湿。用方:白虎汤或白虎加人参汤,或竹叶石膏汤、柴胡石膏汤、麦门冬汤等。

三阳合病由于里位不同于风温而水饮更重,因此误用下法会出现不同反应,三阳合病误下传四逆,风温误下传虚烦湿热栀子汤证;而误汗皆发生谵语。

关于三阳合病的几个问题:

(1)三阳合病不含太阳病:白虎汤证必须排除太阳病表寒,第 170 条"其表不解,不可与白虎汤""渴欲饮水无表证"。

(2)三阳合病不可发汗:219 条"发汗则谵语",无太阳病机。

(3)阳明中风与太阳中暍存在显著区别:阳明病中风"脉浮而紧""脉洪大",中暍脉"弦细芤迟""脉微弱"。阳明外证(包含中风),"不恶寒反恶热""发热不恶寒",而中暍"汗出恶寒""发热恶寒""手足逆冷"。

(4)三类二阳病:偏于阳明里热的太阳阳明病(温病初期)、脾约(脾结);偏于少阳的太阳少阳合病用桂枝加黄芩汤、黄芩加半夏生姜汤,无少阳中风病机;少阳中风的合并病,有太阳少阳、少阳阳明病。

(5)太阳病与阳明或少阳合并病,没有三阳合病类型:太阳病和阳明中风

（不恶寒）是互斥的，因此太阳与阳明的合并病，只能是太阳与阳明里病的表里同病，但是中暍和阳明病外证中风却可以同时存在。太阳病未罢而传里的类型，可以是太阳阳明并病、太阳少阳并病，而没有合病类型，更不可能出现太阳病的三阳合病。因为合病的定义不是传变，只能是先有少阳阳明。太阳中暍表位热伤而津虚，其合病对应着里位的太阴（里寒）、阳明（里热）、少阳（水火），三阳合病唯一病机是中暍与阳明少阳合病。

少阳阳明如大柴胡、柴胡加芒硝汤，其表不解先使用小柴胡汤。也就是少阳阳明病不会再合病太阳。而少阳中风胃虚津虚合病表寒，已有太阴中风的病机而不是单纯的太阳表寒，柴胡桂枝汤属少阳与太阴合病，或者属于太阳少阳并病，表位有烦疼或者僵痛的区别。柴胡加龙骨牡蛎汤是厥阴中风类型，非三阳合病。因此条文中与少阳与太阳的合病只有桂枝加黄芩汤、黄芩加半夏生姜汤类型。

（6）不存在"三阴合病"：厥阴病定义是虚实夹杂，少阴津虚合病太阴里寒，已经是厥阴病。厥阴病包含少阴病机，也可以包含所有实证病机，因此并不存在厥阴病与任何病"合病"的情况。

**4. 白虎加人参汤的证型**

（1）太阳中暍

**伤寒无大热，口燥渴，心烦，背微恶寒者，白虎加人参汤主之。[169]**

**太阳中热者，暍是也。汗出恶寒，身热而渴，白虎加人参汤主之。《金匮要略》**

第169条不同于第168条之处是"无大热"，也就是里位热不盛，没有火热里结，这种情况是太阳中暍；白虎加人参汤可以用于"无大热"，即无里位火热结，也可用于"热结在里，表里俱热"，也就是有大热，大热表现为高热，身灼热，发高烧，表示存在里热火邪。太阳病的高热要注意有无里热火证，没有的话，同样是无大热。第11条讲"病人身大热，反欲得衣者，热在皮肤，寒在骨髓也"这里的大热并不是火证，反而是有里寒，不能清热。

（2）太阳中暍合病阳明里热燥火

**伤寒，若吐若下后，七八日不解，热结在里，表里俱热，时时恶风，大渴，舌上干燥而烦，欲饮水数升者，白虎加人参汤主之。[168]**

第168条吐下之后，传里结、表里俱热，同时出现"时时恶风"，注意这里的恶风不是太阳病表寒，而是津虚热厥，也就是阳明里结合病中暍。

（3）风温（见前）。

（4）三阳合病（见前）。

5. 从误治看病机差异

白虎加人参汤主要针对的类型，包括太阳中暍、阳明中风、三阳合病、风温，其中包括中暍与阳明中风的合病，中暍与阳明本病的合病等。这几种病的误治依次加重的情形如下：

（1）太阳中暍误治

**若发其汗，则其恶寒甚；加温针，则发热甚；数下之，则淋甚。**

中暍误发汗伤津液，恶寒加重；

使用温针加热，发热加重；

使用下法，小便不利加重；这里的"淋"不是西医学的尿路感染，而是津虚小便不畅。

（2）阳明中风误治

**若发汗则燥，心愦愦反谵语。若加温针，必怵惕、烦躁不得眠。若下之，则胃中空虚，客气动膈，心中懊侬。又，若下之，则腹满小便难也。**

阳明中风误发汗传里结谵语；

温针加热耗津液影响神志，出现惊恐、烦躁、失眠；

误用下法，传虚烦懊侬，这是栀子豉汤证；

误用下法另一种情况是加重腹满里结，并且津虚小便难。

（3）三阳合病误治

**发汗则谵语；下之则额上生汗，手足逆冷。**

三阳合病误发汗出现谵语，传里热火结；

误用下法，津液大虚误下之后四肢逆冷，额上汗出，要注意传变寒厥，四逆加人参汤证。

（4）风温误治

**若被下者，小便不利，直视失溲。若被火者，微发黄色，剧则如惊痫，时瘛疭。若火熏之，一逆尚引日，再逆促命期。**

风温病机主要在表位，误下后伤津液小便不利，甚至眼睛发直，无尿可尿；

用温针或者灸法等加热耗津，出现黄疸，甚至痉挛；误治一次还可拖延几天，再次误治，就有生命危险。

四类误治以风温最为严重，可导致死亡。风温之所以比三阳合病严重，因风温更虚；而三阳合病多了少阳病机，实际是多了水证，少阳和太阴病因存在水证，故罕见死证。死证是阴阳竭津，津虚而厥，津竭而死、胃竭而死。《伤寒论》讲的是津液表里输布及其虚实，是以虚实为纲的治法体系。

综上，三阳合病中并不包含太阳病，而是有太阳中暍的病机。因此，《伤寒论》的基础定义是七大类型，而非"六病""六经"。

# （六）合、并、系、属

合、并、系、属概念，是《伤寒论》阐述七病以及次级概念六病中风之间发生的相互关系。合并病可分解为表里、里里、表表、寒热、虚实的六要素组合关系，仍以六要素递进为核心进行完全分类。

并病是传变而旧病未罢，合病是同时呈现而无传变关系，说明患者首先存在某种病机，又患他病，从而形成合病。

如太阳病，有合病、并病，只能是与里病或虚病的合并病。太阳病表寒，只能与里寒、里热、少阳(里寒热)、少阴(津虚胃虚)合病。

太阳与少阴的合病定义属少阴病。因此系、属是合并病的次级概念,合并病中有系属的不同。如48条太阳与阳明并病,转属阳明,表不解不可下,这个时候用小发汗方,也就是这里属阳明并不是单纯阳明病,而是"系在太阳"要先发汗解表。厥阴病是津虚胃虚与实邪的合并病类型,虽然不称为合并病,但在具体辨证过程中需要分解为其他六种病的不同组合方式,以辨证论治,对应治法与方证。合、并、系、属是《伤寒论》的重要方法,是细分七病与六病中风组合关系及其治法的路径。

### 1. 表里合并病

太阳与太阴里寒合并病:太阳太阴并病,同治法,如苓桂类方证;太阳太阴合病,当先温里、急当救里,如四逆辈;表里同治如小青龙。

太阳与阳明里热合并病:太阳阳明并病,当先解表,桂二越一等;太阳阳明合病,同治法,葛根汤、葛根加半夏汤、葛根芩连汤。太阳表寒与阳明中风(不恶寒)是互斥的,也就是说表位没有表寒与表热的合病类型,同理,太阳病不会与中暑合病。

太阳与少阳里寒热合并病:太阳少阳并病,柴胡桂枝汤;合病,桂枝加黄芩汤、黄芩加半夏生姜汤。

表里合并病同样遵循表里先后与同治关系。另外是太阳中暍与里位的关系:中暑与阳明合病属白虎加人参汤证;与少阳合病有竹叶石膏汤证型;与阳明、少阳的合病为三阳合病:白虎加人参汤;与太阴合病:干姜橘皮汤、藿香正气散等。

### 2. 里里合并病

阳明少阳合病:偏虚而胸胁满兼表、小柴胡汤;偏实里热结:大柴胡汤、柴胡加芒硝汤;阳明与太阴里病的合病见下文。

### 3. 表表合并病

太阳病不能与中暑合病,因为病因、病机趋势相反、相斥,太阳也不能与阳明中风合病,因为阳明中风,必须无表寒、不恶寒。牵涉到三阳合病定义,三阳合病没有太阳病。因此寒热合并病只能出现在里位,或者一表一里。

太阳病的表位合并病是风寒合病,采用桂麻合方,中暑在表位的合病情况,是合病阳明中风,形成风温。

#### 4. 寒热合并病与系属

表位无寒热合并病,因此寒热合并病只有表里合病(见前),以及里位的寒热合病即阳明太阴合病。阳明太阴的合并病情况较为复杂,分为系属两类,因为里位寒热的情况均超出少阳病的程度,而不划归少阳病。

系某病是以某病为主,如系在太阴、转系阳明,为合病而以"系"某病为主。转属某病,是旧病未罢为并病。如48条"转属阳明""若太阳病证不罢者"是并病,97条"服柴胡汤已,渴者,属阳明"也是并病,181条"太阳病,若发汗,若下,若利小便,此亡津液,胃中干燥,因转属阳明"与48条同义;185条"汗先出不彻,因转属阳明也"也是旧病未罢的并病。240条"日晡所发热者,属阳明也",但又有脉实宜下与脉浮虚宜发汗的不同治法,因此属某病不等于"是某病",为并病类型。

以上说明,系属概念是合并之下的次级概念。

#### 5. 虚实合并病

少阴与太阳合并病定义为少阴病,如桂枝加附子汤(少阴中风),麻黄附子甘草汤(少阴伤寒)等。

少阴与太阳合病为少阴伤寒、中风,与表热合病为中暑,与里热合病为阳明病,与少阳合病如四逆散、黄连阿胶汤,与太阴合病,如附子汤、真武汤、肾着汤、四逆汤辈,部分属于厥阴病。

厥阴病是少阴胃虚阶段合病实证,因此厥阴病包含所有虚实法度,不与其他任何一种病合并病,所以没有三阴合并病类型。

小结:合并系属讲七病以及中风之间的相互关系,仍与六要素递归同法。太阳篇出现合并病论述,阳明篇出现三阳合病等,另有系属论述。少阴篇定义虚证之后讲虚人祛邪,以及虚实同治法,实际是合并病的展开方式,厥阴病篇在少阴补虚祛邪基础上,强调胃虚的危重顽病。危重病是虚实夹杂,有难治和死证,死证原因是津竭或胃竭或二者兼具,是合并病的极端和末期,亦即《伤寒论》的目标是由三因五邪外感到内伤最终论大病顽疾,是一切疾病的发生发展与治疗规律的理论体系,可以完全分类经方、医经、时方等的内治法,而不是外感专著,更不是与时方派、"医经派"相对称的"经方派"。

# 二、六要素简化辨证步骤

## （一）基本定义

"胃"泛指一切功能。功能的低下，可以由实邪引起。病邪代谢废物会影响相关功能，是实证为主；正邪相争可能会消耗津液存在津虚，影响功能而表现出胃虚。而功能的问题必须分虚实，即是邪实（代谢废物）所致，还是津虚所致。

有了邪气、代谢废物，一定会影响功能。太阳病可出现恶寒发热，或者呕逆；恶寒发热定义为表证，实质也是"胃"的功能问题。但是太阳病的发热呕逆，都属于寒邪实邪的实证。

实证皆有功能减退的问题，若定义为虚，各种疾病就会只有一种情况，全是虚实夹杂。要避免这种结果，需要给虚证下严格的定义。虚证有两个必要条件：脉微细（津虚），但欲寐（胃虚），缺一不可。

太阳中风可能"鼻鸣干呕"，太阳伤寒可能"体痛呕逆"，这是气上冲或饮逆，不能叫胃虚，是表寒不解所致。

阳明里热则消水，故口燥咽干，甚而咽燥口苦，口渴多饮。阳明消水而渴是里热耗津而津虚。阳明病可以出现津虚，但是主导是火邪耗津，而非津虚生热，同时胃强，因此阳明病虽伴随津虚却是火证、实证。

太阴病的定义是"其脏有寒当温之宜四逆辈"。里寒，则水不消、食不消，故有宿食、痰饮、不欲饮。这里的食不消，或者纳差，是里寒而胃虚。太阴病虽然有胃虚，但没有津虚，整体判断不是虚证而以里寒实证为主。其胃虚由于里寒实证邪气引起，首先需要温里祛寒。

少阳寒热夹杂则口苦、咽干、目眩，或自下利。少阳本病寒热夹杂水火并见，治水用的是炙甘草、大枣、芍药，治火用黄芩。炙甘草、大枣存在特殊性，既能温而去寒饮，又能补津液，可以有津虚的情况。

少阳中风是少阳病的中风类型，实证伴随津虚、胃虚，所以治疗少阳中风的小柴胡汤也可用于厥阴病。

太阳、阳明、太阴、少阳四类疾病是实证定义。实邪所伴生的功能病机,如太阳病发热、呕逆,太阴病食不消,阳明病渴,少阳病目眩或下利,都是实邪伴生功能问题,属于实证为主。

表里寒热是实证定义。寒热的特殊性在于是否实邪引起,非实邪的寒热(或其他功能问题)才属于虚,热厥津虚而寒,这里热是火邪而寒属津虚。津虚也可导致虚热,如少阴病二三日咽痛。虚证以虚为主,实证以邪为主。

厥阴病兼具津虚、胃虚和邪气实,不同于少阴病单纯表现出津虚胃虚。并且厥阴的胃虚,不止于中焦,还涉及上、下二焦,尤其是病入下焦,是疾病的最深入阶段。病入中焦并不是最严重的,消渴、伤精等病入下焦为难治,再影响到上焦心肺出问题,同样难治,中焦太阴病反而少死证。

厥阴病开篇先讲消渴,提示病入下焦。厥阴的呕,也不仅是中焦的问题,而涉及呕哕发于下焦水道,是更严重的疾病类型。

## (二) 六要素提要

(1) 寒热:基于生机,津液往来出入的异常首先表现为人体寒热的异常,以及贯彻始终、从生到死伴随的体温平衡,升温、降温机制;体温的升降通过津液由内向外的输送或者排泄实现平衡,涉及表里关系,而有汗、吐、下、温、清的寒热治法。

(2) 表里:表里是津液通道,尤其是不同输布排泄方向影响寒热,反过来说,寒热必须通过表里途径去实现。

(3) 表里同病则会存在先后与缓急,急者为先,缓者为后。

表寒伴随里寒,当先温里,先通过辛温逆转下趋的病势,或者先用淡渗利尿的药排出多余的水饮,恢复里热出表的正常趋势。如果先发汗,表位损失津液,而里寒下趋依然,温度输送不出来,则加重表位不温态势,表里各行其是不能配合。如第 29 条误用桂枝汤,得之便厥,也就是发汗后四肢更冷。所以应先温里,恢复里位的趋势,然后再去解表。

温里的方法,从炙甘草开始,再到炙甘草加大枣,可以温里祛寒;这是程度较轻的里寒,较重的里寒用干姜,再重的虚弱或救急用到附子。

　　表寒用辛散或苦温,里寒用辛温,有方向和途径的关系,或者说最短途径,或者说生机方向。寒邪在表需要汗出而解,通过鼓动津液出表重新实现体温平衡,所以表位受寒可能发热,发热是机体鼓动津液意图出表带走表位的寒邪。

　　表寒伴随里热,当先解表。因里热的机制,是里热熏蒸往外跑,汗出消耗津液,来实现自体降温。如果同时存在表寒,表寒的存在首先会阻碍散热机制,这时如果先清里,会加重表寒,甚至表邪入里,也就是病位的转移于病势变化。

　　这是表寒与里寒、表寒与里热的两种先后关系。需要注意到,两种先后都是由里外向的。也就是说,无论升温还是降温,都是通过向外实现的,并没有所谓的阴气去降温,降温需要损失津液排泄津液废物。单纯里热的治疗,是通过药物苦寒清下,从二便出去的。

　　所以《伤寒论》中,表里的概念是与寒热相结合的代谢途径,即寒热两种病邪,从表里不同途径排出去的代谢出路问题。《伤寒论》是从邪气的出路开始讨论的,结合了表里寒热形成综合概念;是源于经方水火之剂,但高于扁鹊仓公时代标榜"水火"强调寒热对治的理论进步。

　　这个进步表现为表里关系的缓急先后,与表里同治。表里同治的基础是里位寒热同时存在,除了定义少阳中风治法之外,还存在表里同病时所急的变化,比如苓桂类方,桂枝加大黄等同治法。

　　同治法是复杂情况,需要完全分类。确立寒热表里错杂下的分类处理原则,完成祛邪法分类,实现了表里之治对水火之剂的淘汰。

　　(4)其次是补虚法即少阴法,与表里之治的祛邪法对称。所以少阴病不是表阴证,而是与实证对称。同时有虚人的祛邪法,如少阴的伤寒、中风,以及少阴阳明合病、少阴太阴合病和少阴少阳合病等。少阴篇在虚证的基础上,扩展了祛邪法。

　　(5)最后是虚实同治的厥阴法。

　　(6)实证祛邪法三层面:①解表法:有表无里,邪气在表;②治里法:"无表里证",即无表寒证的里病或里病及表(外证),治里为主;③表里同治:必有表复有里。

　　(7)虚证治法三层面:①补虚:少阴本病;②虚人祛邪:少阴伤寒、中风等;③虚实同治:厥阴病。

# （三）六要素辨治方法简化

虚实的疾病定义，是通过津液、胃气、三焦完成的。从实证、虚证，到虚实同治，《伤寒论》实际是以虚实为纲。

《伤寒论》治法总则三层面是：

（1）泻实法：解表、攻里、先后或同治；

（2）补虚法；

（3）补虚兼泻实。

往来出入的寒热统摄在表里之下，以辨表里为纲，故谓之"表里之治"。而表里之治属于实证，因此虚实这一对概念，包含了表里寒热，从而成为六要素的纲领。实证的寒热表里与虚证对称，二者再与虚实兼证对称。六要素中寒、热、表、里是一体的，可以简化为表里，而表里代表实证，剩下为虚证。

由此可见，六要素寒热、表里、虚实，并不平权。因此六要素最终可以简化为：表、里、虚。而六要素辨治实际就是辨"表、里、虚"。

# 三、病案四诊采集与书写格式

四诊望闻问切,应综合患者自觉资料与医者他觉资料,按照十问歌采集患者信息。十问歌:

一问寒热二问汗,三问头身四问便,

五问饮食六胸腹,七聋八渴俱当辨,

九问旧病十问因,再兼服药参机变,

妇女尤必问经期,迟速闭崩皆可见,

再添片语告儿科,天花麻疹全占验。

(1)主诉(或家属代述):最迫切的不适;病程时间;治疗经过或曾用药。

(2)病史:曾患疾病的治疗过程,过敏史、家族史。

(3)寒热:怕冷、怕风、怕热,头身、手脚是否冰凉或热、烫;应扪及手足心背。

(4)汗出:汗多、汗少、无汗,局部还是全身有汗,汗凉还是热,汗后是否怕风,睡眠、饮食是否出汗,稍动是否出汗。

(5)头身:是否有头晕、疼痛、弛缓、痉挛、发麻;皮肤是否干燥,或有疮、皮疹、溃疡等;眼耳鼻舌有无不适;皮肤异常应拍照。

(6)胸腹:胸闷、心悸、烧心、心烦、腹胀、腹痛;按压腹肌是否紧张,柔软或抵抗或腹硬。

(7)饮食:口干、口渴、口苦、口臭,口黏腻,异味;饮水多少,喜温喜凉,饮凉不适或喜凉;胃口强弱;饮食偏好;有无恶心呕吐。

(8)二便:大便频次(几天1次或每天几次),便干结或稀溏,或成形软便,顺畅或便难费力解不尽,便后有无不适或加重、减轻;小便频次,尿色,尿量,夜尿次数;有无尿痛、尿热、尿涩、点滴不尽;有无便血尿血。

(9)睡眠:睡眠时间多少,入睡快慢,梦多少,是否打鼾,磨牙,梦呓,翻滚,踢被;记忆力如何,有无疲乏。

(10)男性是否阴囊潮湿,遗精早泄。

（11）女性经期是否对时，经前后是否不适，经行几天，经色、量，有无血块，腰腹痛经，小腹凉，白带多少，颜色是否异常，有无异味，有无瘙痒。

（12）面色；唇色；舌色、质地（胖瘦厚薄）、齿痕、裂纹、剥苔，舌苔颜色、厚薄、润燥；下眼睑内颜色；下肢是否肿胀、按坑、袜痕、甲错（干燥脱屑）、静脉曲张；拍照应在自然光下，不使用美颜等工具，避免色差。

# 四、六要素辨证临床运用举例

## （一）脑瘤术后撮空案

戴某,女,42 岁,初诊 2013 年 5 月 26 日。

家属代述:华西附院脑瘤切除术 1 周后出现神志不清,呼之不应,撮空。

刻诊:体壮,面色黄微红,不能站立维持平衡,双眼无神,双手乱舞撮空不停,不能自主,其手有力。饮少,纳可;二便可,随处大小便不知避人,夜间烦躁不眠。手足扪温,无汗,皮肤干燥。左下睑淡红、右睑红,喜用手揉右眼。经带未及不详。舌淡胖质黯有齿印,苔薄微黄,脉沉细缓。医院不予收治。

（1）分析:

表:　　　外燥（皮肤干燥）

里:　　　水饮（舌淡胖齿痕）

　　　　　血痹（舌黯）

　　　　　里寒（脉沉细缓）

　　　　　水热（烦躁、手温）

虚:　　　胃虚（无神撮空）

　　　　　津虚（术后亡津血）

（2）辨证:术后津虚失养,虚寒饮逆蒙蔽心神,里病及表,急当救里。

（3）诊断:厥阴病。寒厥血痹,水饮上逆,水血同病。

（4）治法:散寒化饮,补津液安神。

（5）处方:茯苓四逆汤合真武汤去生姜

| 茯苓 40g | 白人参 10g | 炙甘草 20g | 干姜 15g |
| 白附片 15g | 白术 20g | 白芍 30g | |

5 剂

按语:于今回顾,此为附子汤证,茯苓 15g,白芍 15g,白人参 10g,白术 20g,白附片 10g。甘草、干姜多余。

二诊：5 剂好转，能一个人牵着走，偶尔能应答，手仍有撮空捻指，动作不停，睡眠改善。原方加人参量再续 5 剂。

三诊：能起身应门，与人对答。续服 5 剂。

四诊：诸症大减。日常自理，应对流畅，已能打麻将。

按语：初，医院不收治，当地名老束手，后闻此，索药方视而叹曰：药甚简，而竟效如此。

五诊：爱发火。头顶痛，烦躁不安。饮食睡眠可，口干欲饮冷。月经先后不定，量不多，有血块，无痛经。余右眼结膜炎，发红，难受，视野变小，视力大为下降，医院检查说术后视神经受损。舌黯边有瘀斑，舌淡胖有齿印，薄白苔。寸关沉弦，尺微。前方续加川芎、丹皮、鸡血藤。

按语：此为温经汤证，不当再利小便。后又有汗多、怕冷、便结、口干饮多，以小建中、当归建中汤等调养 2 月结案。数年后于今回顾起来，可以总结之处甚多。

## （二）高热案

女，42 岁，初诊 2016 年 3 月 25 日。

主诉：高热。

今天中午在办公室午睡着凉，现在（夜间）头痛，浑身无力，怕冷怕风，发烧 39℃，无汗，手脚凉，无咳嗽，口干不苦，不欲饮水，小便频繁，淡黄，近日稀大便 2~3 次／天，腹微痛。素经量少。舌淡红齿印苔薄白水润。

（1）分析：

表：　　表寒（发热、觉冷、手脚凉）

　　　　血痹（头痛）

里：　　里寒（不欲饮、小便频、大便稀 2~3 次、齿痕舌）

　　　　里结（腹痛）

虚：　　津虚（无力、经量少）

（2）辨证：表位是发热恶寒的太阳病，但里位尿频便稀不欲饮，里寒和水饮是太阴病，存在津虚血少的少阴病机：里寒 + 表寒 + 津虚。

（3）诊断：太阳太阴少阴合病。

（4）治法：当先温里，急当救里，后乃攻表。

（5）处方：四逆汤

炙甘草 10g　　　　干姜 8g　　　　　白附片 5g

1 剂，水煎分两次服

2016 年 3 月 26 日二诊反馈：诸症好转。精神好，头不痛，无发烧，无怕风，口干不苦，二便可。

（1）分析：

表：　　　表寒

里：　　　-

虚：　　　津虚

（2）辨证诊断：太阳中风。

（3）治法：温补津液解表。

（4）处方：桂枝汤

桂枝 15g　　　　白芍 15g　　　　炙甘草 10g　　　　大枣 20g

生姜 15g（切片）

1 剂，水煎分三次服

反馈无不适，感冒病愈。

按语：急当温里，后乃解表。


伤寒，医下之，续得下利清谷不止，身疼痛者，急当救里。后身疼痛，清便自调者，急当救表。救里，宜四逆汤；救表，宜桂枝汤。[ 91 ]


病发热头痛。脉反沉，若不差，身体疼痛，当救其里。宜四逆汤。[ 92 ]


脉浮而迟，表热里寒，下利清谷者，四逆汤主之。[ 225 ]


下利腹胀满，身体疼痛者，先温其里，乃攻其表。温里，宜四逆汤；攻表，宜桂枝汤。[ 372 ]

## （三）斑疹伤寒案

张某,女,31岁,体重65kg,身高166cm,面色发红。初诊2014年9月24日。

主诉:发热住院1周,体温38℃以上,全身酸疼,出皮疹,呕吐。浑身疼痛,尤其腰和小腿。西医诊断:斑疹伤寒。住院治疗1周,发热出疹不退。

刻诊:怕冷,怕风,偶怕热,发热38℃以上。头晕,两侧头略痛。干燥无汗,平时汗少,较难出汗。全身出皮疹,小而密,色红,无脓头。刷牙出血。无鼻塞流涕,前几天鼻衄,出血少量。现鼻孔干燥,口臭,口苦甚,口干口渴,口黏,全身疼。饮水多,饮温。手脚发凉,体温38.8℃。手脚心不发烫,走路脚后跟痛。身酸烦。下肢干燥,小腿扪凉。大便烂,1次。小便7~9次,生病后起夜3次,尿黄,无尿痛。胸闷,肚子怕凉怕风盖棉被。腹胀腹痛,嗳气反酸,食入即吐,数日吃不下。眠差易醒,记忆力减退。平素月经量少有血块,无痛经,色黑,白带量少无异味。疲惫,困倦。眼睛无神。脸色出疹时通红,退疹时黄。眼角略红。皮肤松弛。舌深红,苔黄腻不满,尖红不润。

（1）分析:

表:　　表寒（发热怕风、酸痛、小腿扪凉）

　　　　溢饮（皮疹）

　　　　支饮（头晕）

里:　　里热（偶怕热、鼻干、口臭、口苦、口干渴、饮多、尿黄）

　　　　水饮（口黏、大便烂、苔黄腻、呕逆、反酸）

　　　　里结（腹胀痛、血块）

虚:　　津虚（鼻干、无汗、平时汗少、皮肤干燥松弛,经量少）

　　　　胃虚（食即吐、吃不下、疲惫、困倦、眼睛无神、记忆差）

（2）辨证:①表位的寒热性质由里位确定,因此需要先审查里位病机,里位是火证和水证夹杂,伴随里结、胃虚、津虚,因此是虚实夹杂的厥阴病;②里位以水火寒热并见胃虚兼表是少阳病为主,里热耗津是阳明病;本案的表位寒热加上里热干燥津亏,是濡养温煦不足造成的怕风、扪凉,不能使用辛温发汗;表位的发热怕风皮疹溢饮,是太阳中暍虚而有邪的病机。

（3）诊断:厥阴病;少阳、阳明、中暍,三阳合病,热厥。本案火证虚证、偏表偏水证,即偏于少阳的层面。

(4)治法:补津液清热透表,补胃化饮降逆。

(5)处方:竹叶石膏汤

| 竹叶 10g | 人参 10g | 炙甘草 10g | 半夏 20g |
| 麦门冬 40g | 生石膏 80g | 大米 20g | |

2剂

第二天(2014年9月25日)反馈:昨天1剂当晚热退,身痛有缓解,晨起仍发呕,但已经能吃几颗青菜。原方续进。

2014年9月25日20:25反馈:早晨呕一次,下午已无呕逆,已可以进食,身痛消失,体温正常。手、脸上皮疹消失,但背上还有少量皮疹。原方续进。

2014年9月26日反馈:无发热身痛,皮疹完全消失,纳可,无欲呕。共3剂,诸症愈,出院。

按语:竹叶、生石膏辛寒清热解表,人参、甘草、麦冬、大米补津液、清虚热,半夏降逆、化饮、止呕。热病(温病)汗不出,津液大亏,不可以辛温攻表,否则口伤赤烂。本案为热厥虚证,是比较有代表性的三阳合病类型,也是厥阴病虚实夹杂的常见类型。

## (四)幼儿尿频案

男,1岁9个月,初诊2019年1月11日。

家长代述:胃口不好,口水多,小便多,每天几十次,2~3分钟尿一次;大便干燥2天1次费劲;饮水少;不出汗,睡眠可,夜尿戴尿不湿未知;牙齿长全;舌红苔薄白;皮肤干;脸上白斑;精神一般。

(1)分析:

表:　　失养(皮肤干、白斑、精神一般)

里:　　水饮(口水多、小便多)

　　　　里寒(尿频)

　　　　里结(大便干燥)

虚:　　胃虚(胃口不好)

(2)辨证:纳差,口水多,饮水少,是胃虚水饮共存,尿频为里寒,因为尿频损失水液,故大便结硬;皮肤干、白斑、精神一般,是失养。这是太阴病的理中汤证。

（3）诊断:里寒水结;太阴病。

（4）治法:温里补胃。

（5）处方:理中汤,1/3量

| 炙甘草5g | 干姜5g | 生白术5g | 白人参5g |

4剂,水煎服

复诊:小便次数大为减少,每天还是有十几次;脸上白斑,皮肤稍干燥,饮水稍增加,吃饭胃口还是不好;大便1~2天1次,干稀不调;睡眠半夜容易醒,踢被子;手扪凉;口水多;无汗。

原方续进4剂。愈。

## （五）哮喘案

女,74岁,初诊2016年3月17日。

主诉:气喘、咳嗽,易感冒;慢性支气管炎病史。

刻诊:颧红,呼吸有哮鸣音,咳嗽牵扯腰痛,痰白,怕冷,下肢如浸凉水,手温,易出汗,无食汗盗汗。口干不苦,饮水少,偶胸闷,胃脘略胀痛,纳可,大便每天5次,成形,小便可,不起夜,睡眠差,腿抽筋;下睑略红,下肢皮肤干燥、脱屑、粗糙,舌紫苔白腻,双手寸口斜飞脉,脉弦略滑。

（1）分析

表: 　表寒（下肢如浸凉水、睑红）

　　　气逆（气喘、咳嗽）

　　　胸闷（支饮）

　　　中风（易汗）

　　　血痹（腰痛）

　　　痉（腿抽筋）

　　　外燥（皮肤干燥）

里: 　里热（手温、口干）

　　　里结（胃脘胀痛）

里寒(饮少、大便 5 次)

虚: -

(2)辨证:表寒中风 + 里寒水饮 + 轻度里热。

(3)诊断:太阳太阴阳明合病;肺胀。

(4)治法:解表温里化饮清热。

(5)处方:小青龙加石膏汤

| 麻黄 15g | 白芍 15g | 细辛 15g | 干姜 15g |
| 炙甘草 15g | 桂枝 15g | 五味子 20g | 半夏 20g |
| 生石膏 10g |

4 剂

二诊:偶咳嗽,呼吸有吼音,无痰,不出汗,不怕风,手脚不冷,手扪略凉,无流涕,无胸闷,吃厚味有时胃顶,腹胀痛,腿抽筋好转,头部偶扯痛,胃口可,睡眠可,口不干不苦,饮水不多,大便 1 次,成形,小便可,不起夜。下睑淡红;舌红苔薄黄不满不润略有裂纹。

(1)分析

表: 表寒(手扪凉)

血痹(头痛)

气逆(咳嗽)

里: 痰饮和支饮减轻

里结(胃顶胀痛)

痰饮(饮少)

虚: 津虚(舌裂纹)

(2)辨证:表寒 + 里位水饮 + 津虚。

(3)诊断:太阳太阴合病;支饮。

(4)治法:温化水饮兼解表。

(5)处方:苓桂味甘汤

| 茯苓 20g | 桂枝 20g | 炙甘草 15g | 五味子 20g |

4 剂,有效续进 4 剂

按语:二诊未出现多唾口燥或口渴,但是无痰、无胸闷,痰饮和支饮大减,寒去欲解。桂枝甘草汤治疗支饮心悸偏虚欲得按;茯苓淡渗利尿,五味子酸温化饮补津液。

服青龙汤,或下已,多唾口燥,寸脉沉,尺脉微,手足厥逆,气从小腹上冲胸咽,手足痹,其面翕热如醉状,因复下流阴股,小便难,时复冒者,与茯苓桂枝五味甘草汤,治其气冲。桂苓五味甘草汤方。茯苓四两,桂枝四两,甘草三两(炙),五味子半升。上四味,以水八升,煮取三升,去滓,分温三服。

三诊:2016 年 3 月 30 日。昨天腹泻几次,可能饮食不洁,或腐秽自去。今天上午两次,下腹略痛,已不咳嗽,无气喘,胃口如常,余无不适。苓桂味甘汤续进 4 剂,共 12 剂。

2016 年 4 月 18 日反馈:邻居就诊时提及患者已无咳喘,诸症消失,无不适自行停药观察。随访未复发。

## (六)重度心悸案

男,34 岁,初诊 20190108。

主诉:咳嗽痰多 2 月余,严重心悸胸闷。

病史:2 个月前熬夜抽烟感冒,咳嗽咳痰 1.5 月后开始出现左边胸闷,心悸,轻微胸痛牵扯肩背,遂服瓜蒌薤白半夏白酒汤导致腹泻加重心悸;现在服用小青龙颗粒,能有效缓解流涕、咳痰、胸闷,加服生脉饮,稳心颗粒,辅酶 Q10 胶囊有效控制心悸、心律失常。曾用方:桑菊饮,参苏散,小青龙汤,桂苓五味甘草汤,麻杏苡甘 + 半夏厚朴汤,苓桂术甘汤,贝母散,甘草干姜汤,桂枝甘草汤,紫苏子汤等等,或有加减。

现证:咽痒、咳嗽、痰多,色白透明胶黏,气短,咳久无力,抬肩才能顺畅咳出,鼻涕胶黏色白量多,左胸闷,胸微痛,左肩背酸,心悸频发难受,担心心衰。怕冷怕风,自觉低热,手脚凉;不易出汗,出汗则恶风,无盗汗,稍食汗;皮肤干燥,轻微甲错,心慌,心悸,胸闷,无压痛,腹可,口干不苦,微渴,长期喝温热水茶,偶尔饮冷,胃口好,咳嗽后纳稍差,喜热饮热食,长期熬夜,眠可;记忆力差,白天精神可,饮多则小便色清无异味,饮少则尿黄,无夜尿。大便可,日 1 次,成形,偶有先干后溏。睑淡白边黯滞。舌淡嫩,质厚,苔腻不润。

（1）分析：

表：　　　表寒（怕冷怕风、手脚凉、咽痒咳嗽）

　　　　　血痹（胸痛、肩背酸）

　　　　　外燥（轻甲错）

　　　　　溢饮（鼻涕）

　　　　　中风（食汗、汗出恶风）

里：　　　痰饮（白痰多）

　　　　　支饮（胸闷、心悸）

　　　　　里热（口干、微渴）

　　　　　水结（先干后溏）

虚：　　　津虚（不易出汗、渴、皮肤干燥、睑淡）

　　　　　胃虚（纳稍差、记忆差）

（2）辨证：寒热、表里、虚实同病。

（3）诊断：厥阴中风；津虚血少、支饮痰饮。

（4）治法：补虚化痰，解表降逆。

（5）处方：竹叶当归前胡桂枝汤

| | | | |
|---|---|---|---|
| 竹叶 10g | 前胡 20g | 黄芩 5g | 炙甘草 10g |
| 大枣 30g | 半夏 10g | 白人参 5g | 肉桂 10g |
| 生白芍 10g | 当归 10g | 生姜 15g（切片） | |

4 剂

2019 年 1 月 11 日反馈：获大效。1 剂后症状即减轻七八成，完全控制心悸、咳嗽，现已进 3 剂。

续进 4 剂巩固。病愈。

## （七）多年皮疹案

胡某，男，59 岁，初诊 2019 年 6 月 14 日。

主诉：遍身皮疹瘙痒 10 余年，加重半年；经治疗效差。

病史：脑梗，冠心病，血脂高；冠心病吃倍他乐克、心血康。

刻诊：不怕冷热，汗可，口不干，不苦；饮多，习惯喝茶；偶胸闷心慌；胃口可,腹可;睡眠好;小便可,大便1次质可;偶疲倦;下肢可;扪略凉;舌淡红,苔浮黄腻;睑淡;脉滑;皮疹发红凸起,无脓头。

（1）分析：

表：　　　表寒（扪凉）

　　　　　外结（皮疹发红无脓）

里：　　　里热（饮多）

　　　　　支饮轻（偶胸闷心慌）

　　　　　血结（冠心病）

虚：　　　津虚（饮多、疲倦）

　　　　　胃虚（冠心病）

（2）辨证：表寒里热,外结血少。

（3）诊断：厥阴病。

（4）治法：解表祛寒,养血清热。

（5）处方：桂枝栀子当归酒

| 桂枝 10g | 栀子 10g | 当归 10g | 清酒 50ml |

2剂,加水同煎


**《肘后备急方》治卒心痛又方：桂心、当归各一两,栀子十四枚。捣为散,酒服方寸匕,日三五服。亦治久心病发作有时节者也。**


2019年6月17日复诊：2剂后皮疹不痒,大部分消退结痂;续进。

2019年7月5日随访：4剂完全不痒,皮疹消失。续进2剂后停药。随访已愈。

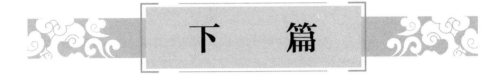

# 下 篇

## 六要素与《伤寒论》《金匮要略》

# 一、伤寒总论在《金匮要略》

　　《金匮要略》与《伤寒论》，无论是在《金匮玉函经》，还是《外台秘要》所引的唐本《仲景伤寒论》（至少十八卷）都是不分家的整体，目前二者的关系并未得到共识，甚至被分为两个专业，仍处于误会状态。

　　《金匮要略》从三因、五邪、表里先后病开始，表里先后病是祛邪法的论述，《伤寒论》表里关系的条文论述有十余条。然后讲痉、湿、暍论述表位症状与疾病，痉病是一个普遍的症状而非疾病类型，几乎涉及《伤寒论》所有病证；中湿、中暍之后，是太阳病的伤（中）寒、中风，交代了五邪中的外邪风寒暑湿所引起的表证。太阳病包括了伤寒、中风、风寒合病、支饮、溢饮、风水、咳喘、风湿、黄疸、卒中等多种类型的病机方证，其中支饮、溢饮、风水涉及金匮四饮，以及肺胀、黄疸甚至卒中续命等的病机与治法。宋以后将《伤寒论》与《金匮要略》分割，是严重失误。《伤寒论》的纲领论述是在《金匮要略》之中的三因五邪、表里先后，以及虚劳与中风类型的各种传变规律，统摄在六要素中展开，而不是"伤寒例"与"阴阳大论"。

## （一）三类病因

　　三类病因为：外因、内因、非内外因。三类病因，外因表邪所致外感表证，内因导致内伤里证，从而有寒热、表里、虚实，最后虫兽、金刃等为非虚实与虚实类型的合病，充分体现了张仲景用六要素的分类递归方法。

　　《金匮要略》卷一：千般疢（chèn）难，不越三条：一者经络受邪入脏腑，为内所因也。二者四肢九窍，血脉相传，壅塞不通，为外皮肤所中也。三者房室金刃虫兽所伤。以此详之，病由都尽。若人能养慎，莫令邪风干忤经络，适中经络，未流传腑脏，即医治之，四肢才觉重滞，即导引吐纳，针灸膏摩，勿令九窍闭塞。更能无犯王法、禽兽灾伤，房室勿令竭乏，服食节其冷热苦酸辛甘，不遣

（作者按：另一说为"遗"。《新编金匮方论》《明洪武抄本》、赵本俱作"遣"，有"使"之义。似较"遗"为妥，暂从）**形体有衰，病则无由入其腠理。**

外因以风邪为代表的外邪，包括风、寒、暑、湿，导致四肢重滞、九窍壅塞不通的表证，包括伤寒、中风、中暍、中湿；内因是饮食不节、房室竭乏（作者按：参考下一节《诸病源候论》与《圣济总录》五邪为风寒暑湿与饮食劳倦，分内外因。饮食劳倦包括房劳，属于内伤饮食、劳伤一类，又有劳复食复，也包括房劳，引起功能衰退、胃虚，故饮食房劳为内伤，属于内因），而形体有衰，内因致病或导致表邪入里，为里证；最后是虫兽以及金刃外伤等，非内外因致病，要结合内外因所引起的虚实病机，进行综合治疗，所以仍然不离于病机的虚实。

## （二）《金匮要略》五邪

**清邪居上，浊邪居下。大邪中表，小邪中里。馨饪之邪，从口入者，宿食也。五邪中人，各有法度。风中于前，寒中于暮，湿伤于下，雾伤于上，风令脉浮，寒令脉急，雾伤皮腠，湿流关节，食伤脾胃。极寒伤经，极热伤络。（《金匮要略》）**

《金匮要略》讲五邪，与医经的"风寒湿燥火"五邪是不同的。清浊分上下，这是古老的观念，可见于《灵枢》，身半以上邪中之，身半以下湿中之。邪气之中人高，邪气指的是风邪，气这里指风。这是风和湿的对举，与本段论述又有所不同。

五邪是哪五邪呢？五邪中人之后，风、寒、雾、湿，重复两次；最后食伤脾胃，貌似五邪"清浊大小食"即风、寒、雾、湿、食。热邪呢？是不是漏了？所以就有人加一句"极寒伤经，极热伤络"。热的出现比较突然，前面没有提及。条文分析如下：

（1）清邪居上：雾伤于上，雾伤皮腠；风令脉浮；寒令脉急；

（2）浊邪居下：湿伤于下、湿流关节；

（3）大邪中表：风中于前、寒中于暮，风令脉浮，寒令脉急；雾伤于上、湿流关节；极寒伤经，极热伤络；

（4）小邪中里：食伤脾胃。

条文从上下、大小、旦暮、表里，多个标准、不同侧面去论述。

上下：雾上、湿下；

表里：风、寒、雾、湿、热在表，食伤里；

文中提到风、寒、雾、湿、热、食共六个，五邪该是哪五个呢？

《尔雅·释天》：地气发，天不应，曰雾。雾谓之晦。《注》：言晦冥。

雾也叫做晦，通常雾也是晦时的产物，日出则雾散。《金匮要略》的五邪论与五行理论没有关系，与先秦医和提出的六气学说"阴阳风雨晦明"有关。因寒中于暮，雾为晦，雾伤于上，雾与寒同类，合并为寒类，五邪应该加入热邪。

《管子·水地》说："大寒、大暑、大风、大雨，其至不时者，此谓'四刑'，或遇以死，或遇以眚，君子避之，是亦伤人。"有风、雨（湿）、寒、暑四种外邪。

《五行大义》云："膀胱为阳，小肠为阴；胆为风，大肠为雨；三焦为晦，胃为明。故《杜子春秋》医和云：阴淫寒疾，阳淫热疾；风淫末疾，末：四支也，雨淫腹疾；晦淫惑疾，明淫心疾。"包括寒、热、风、雨（湿）四种外邪。

《左传·昭公元年》杜预注："晦，夜也。为晏寝过节则心惑乱。"晦明对应夜晚、白天，睡眠过多而惑乱与白天亢奋的两类精神疾病。故晋代杜崧《杜子春秋》论"医和六气"仍非"风寒暑湿燥火"。

《诸病源候论》卷二第四十六："故病有五邪：一曰中风，二曰伤暑，三曰饮食劳倦，四曰中寒，五曰中湿。其为病不同。"

《圣济总录》卷二十一伤寒门伤寒统论："论曰：风寒暑湿，饮食劳倦，皆能为病，是谓五邪。"

综上，五邪是：风、寒、湿、热（暑）、食，对应《伤寒论》中的伤寒、中风、中热（中暍）、中湿（湿病），加上饮食为邪，共为五邪。《金匮要略》五邪的论述，与《伤寒论》可相互印证。因此仲景时代没有"六淫致病"的概念，燥火不属于外因而是里热，是基于其他邪气发展而来。五邪的风、寒、暑、湿是"表"，食是"里"。

## （三）脏腑经络即表里

《伤寒论》与《金匮要略》两部分，在宋以前是不分家的整体，需要相互印证。在《金匮要略》文中论"表里先后病"而标题为"脏腑经络先后病"，是以脏腑经络替代表里概念。如：

师曰:唇口青,身冷,为入脏,即死。如身和,汗自出,为入腑,即愈。

问曰:脉脱,入脏即死,入腑自愈,何谓也?

师曰:非为一病,百病皆然。譬如浸淫疮,从口起流向四肢者,可治。从四肢流来入口者,不可治。诸病在外者可治,入里者即死。

问曰:病有急当救里救表者,何谓也?

师曰:病,医下之,续得下利,清谷不止,身体疼痛者,急当救里。后身体疼痛,清便自调者,急当救表也。

脏腑经络概念对应表里,脏腑为里,经络为表。"经络受邪……为外皮肤所中也",说明经络指表位;同时又有"入脏腑为内所因",说明脏腑是里位。不能以经络表示"六病",因为六病存在里病。如果用经络指代六病,则与脏腑经络的对举矛盾。同时,脏腑对举,又可以表示表里关系,如"入脏即死,入腑即愈","入腑"即"在外者可治","入脏"即"入里者即死",又与"入脏腑为内"相矛盾。脏腑的对举,以及脏腑与经络的对举,分别代表表里关系。腑与经脉均能指代"外"(表位),并使用经络命名六病,造成腑与经络既指代内又指代外的概念混乱。使用脏、腑、经络三个概念,与表里、三焦代谢途径对应着治法的汗吐下温清等的概念相比较,是完全不同的意义,意味着"脏腑经络先后病"是对原文"表里先后病"的改替。

## （四）阴阳歧义与改误

阴阳概念在条文中有多重意义,分别可以指代寸尺脉、虚实、表里、寒热,及其对应的治法。在古医经《热病阴阳交》篇中的阴阳,又指的是有汗与无汗,所以阴阳概念不能一概而论,需要具体对待。

阴阳无法替代表里、虚实等对称概念,与奇偶、左右、先后、缓急没有对应关系。因此明代以后八纲以"阴阳为纲"的提出,是唐宋之间用阴阳改替原文的结果,造成了误读与混乱,需要仔细甄别。比如148条等改表里为阴阳,造成比较大的误会。对比:

**伤寒五六日,头汗出,微恶寒,手足冷,心下满,口不欲食,大便硬,脉细者,**

此为阳微结,必有表,复有里也。脉沉,亦在里也。汗出为阳微。假令纯阴结,不得复有外证,悉入在里,此为半在里半在外也。脉虽沉紧,不得为少阴病。所以然者,阴不得有汗,今头汗出,故知非少阴也,可与小柴胡汤。设不了了者,得屎而解。[148]

伤寒五六日,头汗出,微恶寒,手足冷,心下满,口不欲食,大便硬,脉细者,此为表微结,必有表,复有里也。脉沉,亦在里也。汗出为表微。假令纯里结,不得复有外证,悉入在里,此为半在里半在外也。脉虽沉紧,不得为纯里病。所以然者,里不得有汗,今头汗出,故知非纯里也,可与小柴胡汤。设不了了者,得屎而解。[148修正]

## (五)六要素分类疾病

师曰:腹中痛,其脉当沉若弦,反洪大,故有蛔虫。蛔虫之为病,令人吐涎,心痛发作有时,毒药不止,甘草粉蜜汤主之。甘草(二两),粉(一两),蜜(四两)。上三味,以水三升,先煮甘草,取二升,去滓,纳粉蜜,搅令和,煎如薄粥,温服一升,瘥即止。(《金匮要略》)

注:粉(白粉),据《千金方》当为高粱米粉,《外台秘要》引《千金翼方》作"白梁粉",也可用大米粉。

腹痛原因分类:

(1)里寒腹痛(寒疝):其脉当沉弦;

(2)里热腹痛:已被排除,如桂枝加大黄汤证等等;

(3)蛔虫腹痛:排除里位寒热两类,疼痛发作不规律,吐涎,吐虫或下虫等;

(4)津虚腹痛:因为津虚失养引起腹痛。各种祛邪法,包括温里祛寒,清热散结,杀虫等方法无效,需要考虑虚证引起失养的腹痛:甘草粉蜜汤主之。

《金匮要略》的甘草粉蜜汤方说分类,是非常重要的论述,分析腹痛,寒热、表里、虚实,仍然先用六要素贯彻。但提示了例外,蛔虫可导致腹痛,属于虫兽王法(犯法被惩)灾伤,六要素之外的因素。

虚实为纲统摄六要素,但并未终结,递归原则最终必然有"非虚实表里寒热"的虫兽金刃王法类型。递归是向前包含,含有"非"的对称类型,如虚证是"非表里寒热",而虫兽王法金刃所伤,是"非虚实"的对称,非虚实可以和虚实合病。

张仲景在《金匮要略》中提出了总的病因是三大类:为外所因、为内所因、非内外因。"非"的对称类型,与之前的所有分类构成对称。比如,少阴虚证与表里寒热四类实证对称;厥阴病虚实同治,与之前实证与虚证对称;最后是虫兽金刃外伤类型,与虚实分类构成对称。

虚实为纲是六要素寒热、表里、虚实递归的结果,以虚实统摄表里寒热,还能继续递归出"非虚实"的虫兽金刃外伤的分类。采用阴阳概念,无法准确表达《伤寒论》的分类方法,并造成"三阴三阳""两两对称"等误会。这是《伤寒论》六要素中没有阴阳概念的原因。

# 二、仲景要方

孙思邈在《备急千金要方》中说"江南诸师秘仲景要方不传",其含义众说纷纭。这句话的位置出现在唐代孙思邈《千金方》卷九"发汗吐下后"诸方写完之后,突然一句"江南诸师秘仲景要方不传"。有人说"要方"是灸法,灸法在唐代因为简便安全容易操作,被王焘大力提倡,民间也很常用,算不上秘密。膏、丹、丸、散的剂型,自古以来制作方法也不是秘密。关键在于这句话出现的位置,是发汗吐下之后的变化、传变。除了继续汗吐下之外,是传里加重的坏病。坏病除了亡血亡津液,还胃气大伤,脏腑功能出了问题。仲景要方也就是大病顽疾的治疗方法。

哪些方子被保密了呢? 首先是温病方。唐代仲景《伤寒论》不仅被删掉了温病论述内容,还丢失了很多治疗温病的方子,如《千金方》解肌汤,治伤寒温病方:葛根(四两),麻黄(一两),黄芩,芍药,甘草(各二两),大枣(十二枚)。上六味㕮咀,以水一斗煮取三升,饮一升,日三。三四日不解,脉浮者,宜重服发汗。脉沉实者,宜以驶蚘丸下之。

解肌汤用于发汗治疗温病,此方是黄芩汤加麻黄、葛根,用于太阳少阳合并病类型的温病。其次是厥阴病类型的坏病,比如痈疽的治法,需要参考《刘涓子鬼遗方》《小品方》《千金方》《外台秘要》等。试举一案:

## (一) 浆细胞性乳腺炎案

金某,女,35 岁。

主诉:浆细胞乳腺炎近 1 年。乳房包块,皮肤溃烂一直不好,偶尔封口,过几天又会长个小脓点溃破,现在包块处不疼。治疗反复不愈。

既往:得过单纯性疱疹,在医院做了抗病毒治疗。

刻诊:不怕冷,汗后怕风,冬天吹冷风头疼,怕空调。微怕热;手脚不凉;热了上半身都会出汗;汗多;怕吹风;食汗;蹲久起来头晕;从小就有关节疼痛的现象,现在一年能有那么一两次,必须捂热了才不会疼;经常会有痰,偏黄白黏,不咳嗽;皮肤干燥;按压脐中那块有微微疼感,感觉要拉肚子的疼;嗓子总感觉有痰;口干,不苦不渴;饮少;轻微口气;饮温不喜凉;胃口很好;不怕凉;天热了还是很想吃凉的东西,冬天怕吃冷的;眠可,梦多,记忆不好,易累;尿可;吃了中药过后大便2~3次,每次都会很急肚子疼,稀不成形。没吃中药之前每天1次,大便有时候会觉得疼,不是很好解。吃药之前大便有带血,最近没有;有痔疮,大便干的话会疼,有时候会痒味道很难闻。经量不多,经期3天,色黯红,少块,小腹凉,疲劳,带多色白。睑淡白边红,舌深红胖质厚多红点苔薄白裂纹。

辨证:

表:外结、溢饮、外燥、中风、表寒、血痹。

里:痰饮、里结、里热轻、水饮。

虚:津虚(血少)。

诊断:太阴传阳明痈脓,系在太阴。

处方:黄芪竹叶汤 10 剂

竹叶 10g　黄芪 20g　生甘草 10g　白芍 15g　黄芩 10g　白人参 10g　生石膏 10g　大枣 30g　生地黄 10g　升麻 15g　茯苓 10g　生姜 5g(切片)　当归 10g　川芎 10g

二诊:外部溃烂处在长好,没有流黄水了。伤口周围还是会很痒,白带多,外阴瘙痒。

处方:黄芪竹叶黄芩汤去大黄 10 剂

竹叶 10g　生地 20g　炙甘草 10g　黄芩 10g　黄芪 15g　前胡 15g　花粉 15g　白芍 10g　川木通 10g　升麻 10g　茯苓 10g　知母 10g　当归 10g　川芎 10g

三诊:外部溃烂处在长好,没有流黄水,包块变小,没有外阴瘙痒。伤口周围还是会很痒。

处方:黄芪竹叶汤 30 剂

黄芪 15g　炙甘草 15g　黄芩 15g　白芍 15g　麦冬 15g　当归 10g　党参 10g　生石膏 10g　川芎 10g　半夏 10g　生地 40g　大枣 40g　竹叶 10g　生姜 25g

反馈:用手摸不着包块了,没有别的不舒服,伤口轻痒。续进巩固。本案经治两月,肿块基本消失。

黄芪竹叶汤出处:《备急千金要方》卷二十二治痈疽发背方:

黄芪、甘草、黄芩、芍药、麦冬各三两,当归、人参、石膏、川芎、半夏各二两,生姜五两,生地八两,大枣三十个,竹叶一握。

上十四味㕮咀,以水一斗二升,先煮取竹叶,取一斗,去滓,纳药,煮取三升,分四服,相去如人行二十里久,日三夜一。

黄芪竹叶黄芩汤出处:《刘涓子鬼遗方》卷三治痈疽内虚热渴甚,黄芪汤方。

生地黄八两,竹叶切成三升,小麦二升,黄芪、黄芩、前胡、大黄各三两,瓜蒌四两,通草、芍药、升麻、茯苓、甘草、知母各二钱,人参、当归各一钱。

上十六味先以水二斗,煮竹叶及小麦取一斗二升,去滓,复煮诸药,取四升,分四服,日三夜一。小便利,除通草、茯苓,加麦门冬,腹满加石膏三两,热盛去人参、当归。

虚劳传变的类型,虚劳伤精的补益祛邪类型,如五石散类方,是扁鹊时代已有的剂型。魏晋时滥用为壮阳,引发诸多误用所致的"石发""散发"类温病。试举如下:

## (二) 风引痉病案

韩某,男,28岁。

主诉:反复无规律、无诱因突发右侧肢体发麻,发作时手指并紧,逐渐不能动,局部失去痛觉,发硬,不痛,小腿肚子胀,手不胀,无头晕,神清。4~5小时后慢慢恢复。白天或夜间都可发,持续时间半小时左右,右手麻,发作时右手温度稍低,后逐渐恢复正常。医院检查排除癫痫,余无异常。眠可。口可。饮可。无胸闷,无心烦,偶有左胸痛。腹可,胃口好。汗多,不怕风。手脚不冷。大便1次质可。溲可。眼睑色淡红。下肢(-)。舌略黯红,多红点,苔薄白,前部少苔,后部微腻。右寸弦上鱼,关浮细弦,尺浮细弦沉按滑,右寸弦,关浮,弦尺细弦。

辨证:

表:血痹、痉、表寒、中风。

里:支饮轻、里热、水饮。

虚:津虚轻。

诊断:虚劳痉病。

处方:紫石英煮散改汤 10 剂

桂枝 10g　炙甘草 10g　龙骨 10g　牡蛎 10g　寒水石 10g　赤石脂 10g 大黄 10g　干姜 10g　滑石 10g　生石膏 10g　紫石英 10g　白石脂 10g

后随访未再发,病愈。

本方出处见《外台秘要》卷十五:又疗大人风引,少小惊痫瘛疭,日数十发,医所不能疗,除热镇心,紫石汤方。

紫石英、滑石、白石脂、石膏、寒水石、赤石脂各八两,大黄、龙骨、干姜各四两,甘草(炙)、桂心、牡蛎熬各三两。

上十二味捣筛,盛以苇囊,置于高凉处。大人欲服,乃取水二升,先煮两沸。便纳药方寸匕,又煮取一升二合,滤去滓,顿服之。少小未满百日,服一合。热多者,日二三服,每以意消息之。紫石汤一本无紫石英,紫石英贵者可除之。永嘉二年,大人、小儿频行风痫之病,得发例不能言,或发热,半身掣缩,或五六日,或七八日死,张思惟合此散,所疗皆愈。忌海藻生菜生葱。(《古今录验》《范汪》同。并出第六卷中。此本仲景《伤寒论》方。)

方后注云"此本仲景《伤寒论》方",是唐本《伤寒论》尚有此方。本方能治疗风痫,掣引抽搐,故后人又名"风引汤"。因热邪水饮引起肢体和神志障碍,故以桂甘龙牡合干姜大黄温里清热,配石类药物软坚散结、补虚泻实、利水清热、重镇安神。


## (三) 阳痿案

何某,男,年龄 42 岁。

主诉:做爱时易软,射精无快感,容易阳痿,记忆差,听力差,腰痛。

既往:浅表性胃窦炎(无症状),间歇性斜视(手术后已愈)。

刻诊:无寒热怕风,手脚心稍热,汗少,偶盗汗,食汗,动汗,轻头晕,爱清嗓,经常干咳,少白痰,皮肤可,手脚偶麻,略心慌胸闷,胃脘经常发闷,腹按可,口可,略口臭,偶尔溃疡,饮少饮温,饮凉不适,纳可,偶胃胀,胃怕凉,喜热,眠可易醒梦多,记忆极差,精力一般。偶尿频急,夜 0;大便 1 次质可;阴囊潮湿,射精无明显快感,易软易早泄。睑淡黯红,舌淡胖微齿痕苔薄白有舌裂纹。脉芤。

辨证:

表:中风、血痹。

里:支饮、痰饮、里结、里寒。

虚:津虚、胃虚。

诊断:厥阴中风。

处方:仲景紫石寒食散改汤 10 剂

紫石英 12g  白石英 12g  赤石脂 12g  钟乳 12g  天花粉 12g  防风 12g  桔梗 12g  文蛤 12g  禹余粮 12g  白人参 5g  干姜 5g  白附片 5g  桂枝 5g  清酒 50ml。加水同煎。

反馈:药后感觉疲软大为改善,精神状态、抑郁、心情均大幅改善。原方续进巩固。

方见《千金翼方》卷十五:张仲景紫石寒食散治伤寒已愈不复方。

紫石英、白石英、赤石脂、钟乳(炼)、瓜蒌根、防风、桔梗、文蛤、鬼臼、太一余粮各二两半,人参、干姜、附子(炮去皮)、桂心各一两。

上一十四味,捣筛为散,酒服三方寸匕。

治疗急症的卒中,续命类方中有仲景续命汤,方见《外台秘要》:《古今录验》续命汤,治中风痱,身体不能自收,口不能言,冒昧不知人,不知痛处,或拘急不得转侧。姚云与大续命同,兼疗产妇大去血者,及老人小儿方。

甘草(炙)、桂心、当归、人参、石膏(碎绵裹)、干姜各二两,麻黄三两去节,川芎一两,杏仁四十枚去皮尖两仁。

上九味㕮咀,以水一斗,煮取四升,服一升当小汗,薄覆脊,凭几坐,汗出则愈。不更服,无所禁,勿当风。并疗但伏不得卧,咳逆上气,面目洪肿。忌海藻、生菜、生葱。(《范汪方》主病及用水升数煮取多少并同。汪云:是仲景方,本欠两味。)

仲景续命汤是续命类方的代表,以及仲景五石汤、紫石英煮散代表五石散一大类方。《诸病源候论》引皇甫云:"然寒食药者,世莫知焉,或言华佗,或曰仲景。考之于实,佗之精微,方类单省,而仲景经有侯氏黑散、紫石英方,皆数种相出入,节度略同,然则寒食草、石二方,出自仲景,非佗也。"

　　《伤寒论》条文所提示的传变方向上，太阴病传阳明的方剂缺了一大类，比如太阴中风传阳明痈疽也就是所谓"石发"温病等，《伤寒论》《金匮要略》中显然缺少这类方子。而这几类方多针对大病顽疾，故才能称"秘仲景要方不传"。孙思邈晚年作《千金翼方》对比《备急千金要方》的变化值得重视，《外台秘要》所引的唐本《伤寒论》方也非常宝贵。

　　"江南诸师秘仲景要方不传"自唐以来颇多误会。续命、五石、石发、痈疽、温病等才是大病顽疾类型。要方必定是治疗大病顽疾，而不是膏、丹、丸、散的剂型或者早已普及民间的灸法。目前散在其他书籍里面的仲景方，至少有数十个，包括如上所述的仲景五石散、紫石英煮散等等，临床辨证运用得当，治疗肿瘤、痈疽等大病顽疾的效果是突出的，值得重视。

# 三、《伤寒论》《金匮要略》中的食疗法

## （一）药食同源

（仲景门生）河东卫汛（泛、氾）记曰："扁鹊云：人之所依者形也，乱于和气者病也，理于烦毒者药也，济命抚危者医也。安身之本，必资于食。救疾之速，必凭于药。不知食宜者，不足以存生也。不明药忌者，不能以除病也。斯之二事，有灵之所要也，若忽而不学，诚可悲乎。是故食能排邪而安脏腑，悦神爽志以资血气。若能用食平疴，释情遣疾者，可谓良工乎。饵老之奇法，极养生之术也。夫为医者，当须先洞晓病源，知其所犯，以食治之，食疗不愈，然后命药。药性刚烈，犹若御兵，兵之猛暴，岂容妄发，发用乖宜，损伤处众，药之投疾。殃滥亦然。"（《千金方》卷二十六食治方）

所谓食宜存生，以食宜补益，维持生命运行所需要的能量之外，还可以预防疾病，还可以借助食品来治疗疾病；

药物除病者，以毒药攻邪，是指药物偏性，力量比较猛，所以叫做"毒"，不是中毒的毒，古人的药"毒"，首先是指寒热偏性，其次是副作用，最后才是中毒。

《食疗经》云："充饥则谓之食，疗疾则谓之药是也。"

杨上善曰："五谷、五畜、五果、五菜，用之充饥则谓之食，以其疗病则谓之药。"（《太素》）

食品偏于补益，药物偏于祛邪。故药食同源，有虚实补泻的区别。卫泛少师仲景，从小跟随张仲景学医，其所引录扁鹊食宜、药忌，可知食宜、食忌自两汉经方体系已有，是传承自扁鹊而被仲景承袭。

## （二）食宜与食禁

食宜（调食）：除了健康平时饮食的注意，尤其要注意生病时所宜的饮食。

食禁：生病服药期间，禁止食用的食物。

仲景曰：人体平和，唯须好将养，勿妄服药。药势偏有所助，令人脏气不平，易受外患。夫含气之类，未有不资食以存生。而不知食之有成败，百姓日用而不知，水火至近而难识。余慨其如此，聊因笔墨之暇，撰五味损益食治篇，以启童稚，庶勤而行之，有如影响。（《千金方》卷二十六食治方）

张仲景说"勿妄服药"，没有生病，不要乱吃药，包括补药。很多人有事没事，要吃点补药，以为是好事，但是不知道药有偏性，会影响人体气机，反而容易生病。所以照顾好饮食就好。但是，饮食也有宜忌，也还是需要了解。

桂枝汤方后"服已须臾，啜热稀粥一升余，以助药力"。须臾，5分钟左右。喝一升热稀粥，以帮助桂枝汤发挥药力，其中的帮助首先是"热"，可以帮助鼓动胃气发汗，其次稀粥可以养胃补津液，避免发汗造成津液不足。这是食宜的例子，用食物辅助治疗，食物也可以作为主要成分来治病。

《汉书·艺文志》记载有《汤液经法》三十二卷，《神农黄帝食禁》七卷。

《神农黄帝食禁》，很明显就是饮食禁忌。《汤液经法》存在争议，一说是经方的总纲或者依据，笔者倾向于仅仅是经方中有关食疗的药食方。因为《汤液经法》首先属于经方分类，即水火之剂的用法，必然是寒热祛邪法度的食治而不可能成为"经方之祖"，仅仅是与"食禁"对称的"食宜"法，否则也不可能在"经方十一家"中排位第十，如果是法度范式，必然排头或者殿后。如：

《素问·汤液醪醴论篇第十四》："黄帝问曰：为五谷汤液及醪醴，奈何？岐伯对曰：必齌以稻米，炊之稻薪，稻米者完，稻薪者坚。"又"上古圣人作汤液醪醴"而"当今之世，必齐毒药攻其中，镵石针艾治其外也。"

"汤液""醪醴"皆以五谷为之，故汤液、醪醴都是指食治法，与水火之剂和镵石针艾是有差异的方法。

《素问·玉版论要》:"客色见上下左右,各在其要。其色见浅者,汤液主治,十日已。其见深者,必齐主治,二十一日已。其见大深者,醪醴主治,百日已。色夭面脱,不治。色不夭面不脱,百日尽,已。脉短气绝,死;病温虚甚,死。"

可知汤液治疗轻浅之客邪而可资补益。邪气深重,"必齐"主治,为毒药攻邪之剂,即经方水火之剂常用的药。病重而损伤正气,使用醪醴即酒浆之属,有补益祛邪之功。食品和药物,三种不同病程、不同程度的治疗方法。

## (三) 饮食致病

《金匮要略》卷一:千般疢难,不越三条。一者经络受邪入脏腑,为内所因也。二者四肢九窍,血脉相传,壅塞不通,为外皮肤所中也。三者房室金刃虫兽所伤。以此详之,病由都尽。若人能养慎,莫令邪风干忤经络,适中经络,未流传腑脏,即医治之,四肢才觉重滞,即导引吐纳,针灸膏摩,勿令九窍闭塞。更能无犯王法、禽兽灾伤,房室勿令竭乏,服食节其冷热苦酸辛甘,不遣形体有衰,病则无由入其腠理。

第一条,表病传里的重要原因,饮食无度,房室不节,造成形体有衰,也就是现代说的免疫力,抗病能力降低,一旦感受风寒,马上就传里变成里病,很快就发展严重。其中饮食是生病的重要的内因,小孩生病很多都是因为饮食问题,也就是常见的"积食",可见饮食致病,是最常见的因素。

《金匮要略》禽兽鱼虫禁忌并治第二十四:"凡饮食滋味以养于生,食之有妨,反能为害,自非服药炼液,焉能不饮食乎? 切见时人,不闲调摄,疾疢竞起;若不因食而生,苟全其生,须知切忌者矣。所食之味,有与病相宜,有与身为害,若得宜则益体,害则成疾,以此致危,例皆难疗。"

这段说饮食不节也会产生危害,而且又没能修炼成仙,还得继续饮食,所以必须要了解所吃的饮食的性味,寒热或者偏性,有帮助或者有妨害,也就是所谓的食宜、食禁的理由。

## （四）生病应减少饮食量

凡得时气病，五六日而渴欲饮水，饮不能多，不当与也。所以尔者，腹中热尚少，不能消之，便更为人作病矣。若至七八日大渴欲饮水者，犹当依证而与之，与之勿令极意也。言能饮一斗者与五升。若饮而腹满小便涩，若喘若哕，不可与之。忽然大汗出者，欲自愈也，人得病能饮水，欲愈也。(《备急千金要方》卷九伤寒例第一)

吐利发汗，脉平，小烦者，以新虚不胜谷气故也。[391]

病人脉已解，而日暮微烦，以病新差，人强与谷，脾胃气尚弱，不能消谷，故令微烦，损谷则愈。[398]

生病之后，如果感觉能喝水，是好转的表现，但是需要节制饮水量，否则机体尚未恢复不能消水，会加重病情或另生他病。自己感觉能喝一斗，最好减半。因为强行饮水造成病情加重的情况非常多。除了节制饮水，食物也要减量。

## （五）食复与食忌

《诸病源候论》卷八伤寒病后令不复候："伤寒病后，多因劳动不节，饮食过度，更发于病，名之为复。复者，谓复病如初也。此由经络尚虚，血气未实，更致于病耳。令预服药及为方法以防之，故云令不复也。"

《诸病源候论》卷八伤寒病后食复候："伤寒病新瘥，及大病之后，脾胃尚虚，谷气未复，若食猪肉、肠、血、肥鱼及油腻物，必大下利，医所不能治也，必至于死。若食饼饵、粢黍、饴𫗦、炙鲙、枣、栗诸果脯物，及牢强难消之物，胃虚弱，不能消化，必更结热。适以药下之，则胃虚冷，大利难禁。不下之必死，下之亦危，皆难救也。大病之后，多坐此死，不可不慎护也。夫病之新瘥后，但得食糜粥，宁少食忍饥，慎勿饱，不得他有所食，虽思之勿与，引日转久，可渐食羊肉糜若羹,慎不可食猪狗等肉。"

《备急千金要方》热病食忌九条:

时病瘥后未满五日,食一切肉面者,病更发大困。

时病瘥后新起饮酒及韭菜,病更发。

时病新瘥食生鱼鲊,下利必不止。

时病新瘥食生菜,令颜色终身不平复。

时病新瘥汗解饮冷水者,令人虚不复。

时病新瘥食生枣及羊肉者,必膈上作热蒸。

时病新瘥食羊犬等肉者,必作骨中蒸热。

时病新瘥食鱼肉与瓜生菜,令人身热(一本作肿)。

时病新瘥食蒜脍者,病发必致大困。

## (六) 常用食品及食治方案例

温:大枣、韭子、薤白、生姜、阿胶、清酒、羊肉、饴糖。

凉:鸡蛋、粳米(大米)、小米、粱米、粟米、小麦、牛奶、百炼酥、猪肤、蜂蜜、麦芽、黑豆、豆黄卷。

酸温:豆豉、神曲、苦酒、美酒醯、乌梅。

酸寒:酸浆水、酸枣。

### 1. 甘草粉蜜汤

《金匮要略》师曰:腹中痛,其脉当沉若弦,反洪大,故有蛔虫。蛔虫之为病,令人吐涎,心痛发作有时,毒药不止,甘草粉蜜汤主之。甘草粉蜜汤方:生甘草二两,粉一两,蜜四两。上三味,以水三升,先煮甘草,取二升,去滓,纳粉蜜,搅令和,煎如薄粥,温服一升,瘥即止。

甘草:主温中,下气,烦满,短气,伤脏,咳嗽,止渴,通经脉,利血气,解百药毒。

米粉：

白粱米，味甘，微寒，主除热，益气。

粳米，味甘苦平，主益气，止烦，止泄。

蜂蜜：

味甘，平，微温，无毒。主治心腹邪气，诸惊痫痉，安五脏，诸不足，益气。补中，止痛，解毒，除众病，和百药。养脾气，除心烦，食饮不下，止肠澼，肌中疼痛，口疮，明耳目。

本方用于津虚腹痛，可伴随轻微里热。案例：

何某，64 岁。

主诉：鼻咽癌化疗期。

刻诊：放疗反应大，咽干，口干，饮水不解渴，口中咸味，胸可，无汗，流眼泪，头怕风，胃口差，吃稀饭；口角疮，面部皮肤紧绷，不能完全张口，腹可，口干影响睡眠；大便 1 次，干结不费力，小便可，夜 3~4 次；眼睑淡边淡红；精神可；手扪凉，皮肤干燥；舌头痛，舌瘦红少苔；脉细弦滑，右寸大。

辨证：

表：外燥（皮肤干燥）、外结（鼻咽癌）、表寒（轻）、溢饮（轻）。

里：支饮（口中咸）、里结（便结）、里热（舌红瘦舌痛）。

虚：津虚、胃虚。

诊断：厥阴病，少阴病津虚为主。

治法：补津液，清虚热。

处方：甘草粉蜜汤

生甘草 20g　蜂蜜 20g　米粉 50g

10 剂

反馈：咽干、口干大减，皮肤紧绷感、干燥缓解，续进。

## 2. 甘麦大枣汤

《金匮要略》：妇人脏躁，喜悲伤欲哭，象如神灵所作，数欠伸，甘麦大枣汤主之。甘草小麦大枣汤方：甘草三两，小麦一升，大枣十枚。上三味，以水六升，煮取三升，温分三服。亦补脾气。

**小麦**:味甘,凉。除热,止燥渴,利小便,养肝气,止漏血,唾血。

所谓脏躁,即津虚里燥,虚热影响神志和情绪,甘麦大枣汤补津液清虚热,可治疗津虚引起的虚热和情绪、睡眠等症状。案例:

张女,40 岁。

主诉:倦怠。

刻诊:乏力疲倦,情绪低落,轻度胃烧胃胀,无泛恶,无寒热,汗少,口稍干饮少,饮温,不怕凉;纳可,眠差,大便 1 次,稍不成形,尿可,皮肤轻干燥;扪温;睑淡红;舌淡红,苔薄白;脉缓;

辨证:

表:外燥。

里:支饮、里热、水饮。

虚:津虚。

诊断:少阴病。

治法:补津液,清虚热。

处方:甘麦大枣汤

生甘草 15g  小麦 40g  大枣 20g

4 剂

反馈:倦怠大减,胃烧、胃胀基本消失。续进巩固。

## 3. 当归生姜羊肉汤

《金匮要略》:产后腹中疼痛,当归生姜羊肉汤主之;并治腹中寒疝虚劳不足。血虚兼寒,寒疝,腹中痛,及胁痛里急者,当归生姜羊肉汤主之。寒疝腹中痛,及胁痛里急者,当归生姜羊肉汤主之。当归生姜羊肉汤方:当归(三两),生姜(五两),羊肉(一斤)。上三味,以水八升,煮取三升,温服七合,日三服。

**羊肉**:味苦,甘,大热,无毒,主暖中止痛,补中益气力。本方用于血虚里寒腹痛。

案例:

陈某,男,75 岁,人瘦削。

主述:长期小腹胀,加重1月。

病史:胃大部切除术30年。一直略有小腹胀,最近加重影响睡眠。曾用枳实薤白桂枝汤、厚朴七物汤、茯苓四逆汤、厚姜半甘参汤等,大便量稍增,腹胀不减。

刻诊:小腹上半夜胀气甚,影响睡眠,下半夜稍好。白天稍好。按之软,敲打或矢气后缓解。大便2次,成形不干不稀,量比以前稍多,有解不尽感。口不干不苦,喝水1 000ml。胀甚出微汗,汗后不冷,手脚怕冷。身上不怕冷,不怕风。胃口好不敢多吃。夜间因腹胀起夜4~5次,敲打、矢气以后腹胀可缓解。小腿无肿胀按坑,皮肤略干燥。睑淡白;舌淡红嫩、边无苔,中间苔腻嫩黄色。右寸沉缓、关、尺细长,左寸沉、关、尺细缓。

辨证:

表:表寒、中风、外燥。

里:里结、支饮、里寒。

虚:津虚、胃虚。

诊断:少阴病血少。

处方:当归生姜羊肉汤

当归15g　生姜25g(切片)　羊肉80g

10剂

反馈:小腹胀大减,起夜2~3次。精神状态好转。续进。后转当归建中汤巩固。

按语:此案为津虚血少失养,导致支饮结气,非补益不能缓解,故破气、温里、利水皆不效,当归生姜羊肉汤大效。

《伤寒论》的补益方,使用多种食物补津液胃气,是补虚法的重要内容。食物多为平性或有轻微偏性,比药石更多补津液的补益作用,因此经方注重药石的寒温偏性祛邪,而和剂注重平性补益的食物,比如"汤液醪醴"。通过药食的补虚法度,仲景在少阴篇用虚实对称的递归,整合了经方与医经内治法的理论,事实上终结了医经与经方内治法的两分。

# 四、《伤寒论》九大误会

普遍的误会主要有九个：

第一,误会少阴病;

第二,误会厥阴病;

第三,误会少阳病;

第四,误会太阳中暍及其合病;

第五,误仲景《伤寒论》为"经方";

第六,虚实为纲误为"阴阳为纲";

第七,改表里为阴阳,里病可下者也叫做"阴",必然阴阳混淆;

第八,误七病为六病;

第九,误七病为六经,将递归误为"两两对称""三阴三阳"。

## （一）少阴病与厥阴病的误会

**少阴之为病,脉微细,但欲寐也。[281]**

少阴的"脉微细"指代津血虚,"但欲寐"是精神失养不足。这是虚证的定义,而不是"表阴证""表寒证"或者"里证"。津液虽然自饮食化生,但却是表里兼具的,因此津虚兼及表里而无特定的表里属性。

津虚会导致功能衰弱,极端情况大失血、失水,是危及生命的,也即是津竭而死,津血不足导致不足以支持生命功能。死证无非两点,津液虚竭,功能衰竭,二种竭尽皆厥阴病范畴。因此虚证的定义是两个要素:津虚,功能衰弱(胃虚)。

少阴篇是《伤寒论》极为重要的内容。"脉微细、但欲寐"既不是里证也不是寒证,更不是与太阳病对称的"表阴"。少阴病描述的是一个虚性状态,即虚证定义。如果再重视一下甘草粉蜜汤,它带来的信息量是巨大的。

**师曰**:腹中痛,其脉当沉若弦,反洪大,故有蛔虫。蛔虫之为病,令人吐涎,心痛发作有时,毒药不止,甘草粉蜜汤主之。甘草(二两)、粉(一两)、蜜(四两)。上三味,以水三升,先煮甘草,取二升,去滓,纳粉蜜,搅令和,煎如薄粥,温服一升,瘥即止。(《金匮要略》)

腹中痛里结,排除火证,应该是水饮或里寒,所以脉是沉或弦。但是脉不沉弦,反而洪大,也就是排除里寒水饮,排除火证,要考虑蛔虫病,物理刺激引起腹痛。然后描述一番蛔虫病:吐涎,疼痛无规律不定时,或者吐下有虫,扪到虫动等等。这时候用杀虫药,南瓜子、川楝子、使君子等,但是"毒药不止",杀虫攻邪药无效,还是痛。

鉴别诊断最后得出是津虚失养而痛,所以用甘草粉蜜汤补津液就好了。这是少阴补虚法与"毒药攻邪"对称的陈述,不仅是"虚实为纲"统摄六要素,更是递归分类的展示,有着"非虚实"的虫兽金刃类型。

《史记·扁鹊仓公列传》遂医案所说的"合色脉表里有余不足顺逆之法",除了强调预后的"顺逆",直指遂医案寒热误判的根本原因在于遂医不知道虚实之辨,而仅知寒热(阴阳)水火之剂,"虚因实治",故暴发痈疽而死。

少阴篇是三个部分:一是补法,二是虚人之泻法,三是补泻兼施。虚人祛邪,当然常用附子。少阴篇补泻兼施的杂病,可看做少阴与"实证"合病,因此寒热表里各种类型均可出现,这是少阴篇的读法。这类补泻兼施的杂病,实际已经涉及厥阴病,《伤寒论》的秘密尽在于此。

为什么少阴病会出现死证,因为津虚胃虚。津虚而厥,津竭而死,胃竭而死,这就是少阴与厥阴的联系。古医经"阴阳竭津"寒热病的死证不死是因为津液恢复即是证明。

阳明病火热耗津实际也是少阴津虚,如白虎加人参汤使用甘草、粳米、人参等补津液,实际也是少阴法。但是大承气不是补虚的少阴法,大承气与麻附甘一样属于祛邪法,说明虚证可以存在不同程度的邪气。

少阴祛邪法涉及所有实证,包括太阳、太阴、阳明、少阳四类。这就是很多学者疑惑的原因,认为错简,认为是鉴别,等等误会。实际少阴的祛邪法,等于把《伤寒论》的实证法再调用一遍,重点强调虚而有邪的不同层面处理方法。因此少阴篇充分体现了《伤寒论》递归调用的原则,是《伤寒论》的关键。

我们可以看到,少阴病定义的是虚证,既非表证也非里证。少阴病并非与太阳病对称,而是与包括了太阳病、太阴病、阳明病、少阳病的所有实证对称。因此少阴病是基于祛邪法对称递归扩展的。少阴篇的法度,除了补虚法,还有虚人的泻实法,以及各种方向的传变。

厥阴病包含补虚法也包含祛邪法,与少阴病的不同在于补泻兼施。厥阴病代表疾病发展的严重阶段,是仲景《伤寒论》的理论目标,即危急重症、大病顽疾的治疗法度。中医理论的巅峰之作却被后人误会为治疗"外感"之术。包括热厥与寒厥的厥阴病,既不是所谓的"阴病",更非与少阳病对称,而是基于虚实对称的递归扩展,与所有的实证与虚证对称,即与太阳病、太阴病、阳明病、少阳病、少阴病对称。

## (二) 少阳病的误会

与少阴病、厥阴病误会相比,少阳病的误会就显得次要一些。

**少阳之为病,口苦咽干,目眩也。**［263］

口苦,按医经的说法是"胆瘅",里热导致胆汁上逆引发口苦。口苦咽干,阳明病亦见,目眩则是水饮所致。

如实观照,本条描述的是火证与水证兼见,只有里证而无表证,并非"半表半里"。本条是需要寒热同治的黄芩汤证,是寒热同病的少阳本病。寒热同病兼见表位中风的少阳中风,才是"半在里半在外""必有表复有里"。将少阳病笼统看作"半表半里"甚至"表里之间"的"夹层",是成无己《注解伤寒论》误解原著的概念而误会,《伤寒论》本身并无"表里之间"的概念。

少阳病是基于寒热对称的递归扩展,与单纯的里寒证或里热证对称,即与太阴病、阳明病对称。

## (三) 太阳中暍的误会

太阳中暍是《伤寒论》中温病的一个关键环节。津虚而热邪在表,属于虚实夹杂的类型,严重情况属厥阴,并与"热病阴阳交"有直接关系;与阳明病、太阴病可构成合病,与阳明、少阳构成三阳合病。代表方是白虎加人参汤、竹叶石膏汤、柴胡石膏汤等。

**伤寒,脉浮,发热,无汗,其表不解,不可与白虎汤;渴欲饮水,无表证者,白虎加人参汤主之。[170]**

历来将"三阳合病"误会为存在"太阳病",无视了第170条太阳病不能用白虎汤的逻辑。

## (四) 误会仲景《伤寒论》为"经方"

仲景《伤寒论》被称为经方,首先是对"经方"概念有所误会。经方为"经验之方"或"经法之方"。"经法"可以解释为"经方之法度",又可以与"医经"的"经典"联系理解为"经典之法"。到底经方之"经"为何义,便各执一词莫衷一是了。

《汉书·艺文志》:"经方者,本草石之寒温,量疾病之浅深,假药味之滋,因气感之宜,辩五苦六辛,致水火之齐,以通闭解结,反之于平。及失其宜者,以热益热,以寒增寒,精气内伤,不见于外,是所独失也。故谚云:有病不治,常得中医。"

《史记·扁鹊仓公列传》:"扁鹊曰:阴石以治阳病,阳石以治阴病。夫药石者有阴阳水火之齐。"

《汉书·艺文志》有"经方十一家",为十一种书目。《汉书·艺文志》对"经方"的定义是根据草石寒温特性形成的"水火之剂",《史记·扁鹊仓公列传》也说"夫药石者有阴阳水火之齐"。齐,同剂,可见经方又叫做"水火之剂"。

水火代表寒热,《仓公传》中论述可见火剂案例多个、水剂案例一个(但水讹为火),以寒温分类疾病,故名水火之剂,实为祛水、火二邪之方剂,故云"通闭解结"。水火之剂的特征是寒热对治,强调避免"以热益热、以寒增寒"的误治,长于"毒药攻邪"而短于补益形、神、精、气。所以"水火之剂"的经方对"精气内伤"没什么办法,"是所独失也"。

长于"精气内伤"的补虚法度是"本草石寒温"的水火之剂缺乏的内容,这部分方法在于医经的"百药剂和",即合和五味的"和剂汤法"。医经的内治法强调五味之补泻,而略于寒热偏性,故补益法多为甘平,当然不可避免包括很多食物,如粳米、粱米、粟米、小麦、鸡子、猪肤、蜂蜜、饴糖,甚至瓜果肉菜。故五苦欲补泻是"急食"某味来补泻,而"急食"指食宜,是食治法,实际是偏补益的。

即使只论祛邪法度,水火之剂仍有几个大的缺陷。首先是以"水"代表寒证,并不妥当,因火证也多有兼水饮而不能用温法。其次,寒热两大类疾病的治疗,并不仅仅是寒热的对治,还存在生机法则的表里先后、寒热夹杂的寒热同治,以及寒热夹杂情况下的表里同治。因此张仲景用"表里之治"淘汰了"水火之剂"体系。仲景之后,罕有人论及水火之剂。

水火之剂的经方体系,在仲景体系中转化为"表里之治"。也就是说"表里之治"仅仅是祛邪泻实法度,但是仲景体系另有补虚法度。因此仲景体系不同于经方水火之剂,也不同于医经百药剂和,而是继承了经方与和剂两套方法,并予以整合的完整体系。

此外,"论广汤液为经方""四神二旦大小"之说,把仲景体系视为经方十一家之一的《汤液经法》的"论广",也是对于扁仓医学、汉代医经、经方到仲景之间理论流变的附会和误会,从而掩盖了张仲景整合医经与经方内治法的事实。《肘后备急方》《小品方》《脉经》《诸病源候论》《千金方》《太素》《外台秘要》《唐本草》《食疗本草》《太平圣惠方》《医心方》等均未曾提及"论广汤液"为经方之事,其说无据。《千金方》卷第七原小标题为"汤方""散方""酒方""膏方",宋改后变为"汤液""诸散""酒醴""膏"。宋改《千金方》将"汤液"一词用于替代"汤方",与丹、丸、散、酒等剂型并列,说明宋校时并不认为"汤液"可以代"经方"而仅用于指"汤方"。可见"汤液"概念发生变化而替换"汤方"是在宋校时,而"汤液"拔高为"经方",甚至变为《伤寒论》内治法的"宗祖"是在宋改之后。

仲景把经方水火之剂与医经的百药剂和,这两套方法分裂的理论,通过递归融为一体,最终提出七病定义的方法。通过生机法则递归为祛邪法是出路问题;补虚法是入路问题。然后递归为补虚泻实救急救逆的大病顽疾复杂重病处理方法,是对医经与经方内治法的集成整合,而不是论广任何一书的结果。《伤寒论》体系不同于汉代经方概念,称之为经方,是后世混淆而误会。

## (五)虚实为纲误为"阴阳为纲"

仲景体系实际有明暗两条线,明线伤寒、暗线温病,皆从表位开始,以寒热属性展开,扩展到里病。

明线伤寒,先以祛邪法入手,构建表里之治的四类实证,即太阳、太阴、阳明、少阳,以优化经方水火之剂理论;其次构建虚证与实证对称;再次构建虚实同治法厥阴法,融合了医经与经方两套内治法。

暗线温病,从表位伤热的太阳中暍开始,到里位热盛的阳明病,以及阳明病与太阳病的合病,中暍与阳明或兼少阳的合病,最后阶段仍为厥阴病。温病的治法因医经使用"日系法"后被误会为"伤寒"法。

注:日系法指的是按日期确定温病病位分六经和治法。

## (六)阴阳改替带来的三大误会

改表里为阴阳,导致一系列的误会,包括表里先后以阴阳误解,例如第148条文改"里"为"阴"再误为"少阴",直接导致少阴病的误解。把表里改为阴阳,除了引发第7条的误会,最后集中体现在"少阴病"的命名与少阴病位病机的误解、三阴三阳的两两对称,以及七病误为六病三大误解上。

三阴三阳对热病的冠名起于《针灸甲乙经》,论三阳可汗、三阴可泄的经脉针刺本非药法。其后医家误会温病针刺治法,以热病皆伤寒的泛指,将温病日数治法统摄《伤寒论》,才有"六经"三阴三阳的冠名,有"病入于阴,法当下之"(《圣济总录》)又有"阳明之为病,胃中寒"(《千金翼方》),造成太阴与阳明两种疾病的寒热定义相反,显示出唐代前后有关三阴三阳冠名的"争鸣",本非《伤寒论》的概念。

表里之治是水火之剂体系的演变,从本寒温的水火到表里之治,从寒温对治到表里先后,是突破性的。扁仓医学理论至此,经方与医经的内治法理论实际已融入仲景体系而终结,再加上虚实为纲的递归,《伤寒论》不再是水火祛邪的经方,而是补虚泻实融为一体的理论。张仲景体系被称为"经方"是彻底的误会,不仅如此,包括误七病为六病、七病误为六经、三阴三阳的冠名等,九大误会的根源都是阴阳等理论的渗透和改误,是经学依赖于术数阴阳五行曲解生机法则的历史误区。

# 五、阴阳理论的渗透

## （一）改表里为阴阳

《外台秘要》卷一引王叔和曰：夫表和里病（一作阳盛阴虚），下之而愈，汗之则死。里和表病（一作阳虚阴盛），汗之而愈，下之则死。夫如是则神丹不可以误发，甘遂何可以妄攻。表里（一作盛虚）之治，相背千里，吉凶之机，应若影响。然则桂枝下咽，表和（一作阳盛）则毙，承气入胃，里平（一作阴盛）以亡。若此表里（一作阴阳）虚实之交错，其候至微，发汗吐下之相反，其祸至速，而医术浅狭，为治乃误，使病者陨没，自谓其分。至令冤魂塞于冥路，死尸盈于旷野，仁者鉴此，岂不痛欤！（《千金》同）

按：括号内"一作"为宋臣注。据高文铸校注《外台秘要》云《伤寒论》《千金方》同为"盛虚""阴阳"，则注云"千金同"实为蹊跷，必先同后被改而不同，故本为《千金》同而今不同，是唐代之后《千金方》被改之例。

又凡两感病俱作，治有先后，发表攻里，本自不同，而执迷妄意者，乃云神丹甘遂合而服之，且解其外，又除其内，言巧似是，于理实违。安危之变，岂可诡哉！夫病发热而恶寒者发于阳；无热而恶寒者发于阴。发于阳者可攻其外；发于阴者宜温其内。发表以桂枝；温里宜四逆。

《金匮要略》：问曰：病有急当救里救表者，何谓也？师曰：病，医下之，续得下利，清谷不止，身体疼痛者，急当救里；后身体疼痛，清便自调者，急当救表也。

《诸病源候论》：伤寒初一日至二日，病在皮肤，名为在表。表者阳也，法宜发汗。今发汗而不解者，此是阳不受病。阳受病者，其人身体疼痛，发热而恶寒，敕啬拘急，脉洪大者，有此证候，则为病在表，发汗则愈。若但烦热，不恶寒，身不疼痛，此为表不受病，故虽强发其汗，而不能解也。

《太平圣惠方》:夫表和里病。下之则愈。汗之则死。里和表病。汗之则愈。下之则死。夫如是则神丹不可以误发。甘遂何可以妄攻。然则桂枝下咽。表和则愈。承气入胃。里平则痊。明当消息病之状候。不可乱投汤药。虚其胃气也。

《圣济总录》论曰:凡伤寒邪入于阴,其病在里,法当下之。诸腹满不大便,或口燥舌干而渴,或潮热谵语,皆为可下之证,诸诊得脉沉而实,即为可下之脉,但脉证已具,不必拘以日数,急宜攻里。若病虽过经而里证未备者,未可下也。故经曰阳盛阴虚,下之则愈,其法谓此。

赵本《伤寒例》:夫阳盛阴虚,汗之则死,下之则愈。阳虚阴盛,汗之则愈,下之则死。夫如是,则神丹安可以误发?甘遂何可以妄攻?虚盛之治,相背千里;吉凶之机,应若影响,岂容易哉!况桂枝下咽,阳盛即毙;承气入胃,阴盛以亡。死生之要,在乎须臾。视身之尽,不暇计日。此阴阳虚实之交错,其候至微。发汗吐下之相反,其祸至速。而医术浅狭,懵然不知病源,为治乃误,使病者殒没,自谓其分。至今冤魂塞于冥路,死尸盈于旷野,仁者鉴此,岂不痛欤!

对比上述引文,可见《金匮要略》《诸病源候论》《外台秘要》《太平圣惠方》《圣济总录》诸本皆不同于赵本《伤寒例》。即便在《圣济总录》(宋徽宗政和年间即公元 1111—1117 年成书)里,"病入于阴"依然指的是"病在里"而"法当下之"。阴阳首先是指代病位的表里;其次阴不指代寒,反而可以下之。元代马宗素《伤寒医鉴》云:"古圣训阴阳为表里,此一经大节目,惟仲景深得其旨趣。"因此改阴阳为表里,是以为阴阳能够替代甚至"纲纪"表里等概念。即便此处阴阳能替代表里,却无法同时用于指代寒热,再加上虚实概念也采用阴阳改替,导致出现一系列误会,包括少阴病的误会。显示出阴阳为纲是虚假史,作为医学基础理论改替《伤寒论》是出于误会。

表里被改为阴阳的时间,是在《太平圣惠方》(宋太宗淳化三年即公元 992 年成书)之后,不排除是在新校正时期(宋仁宗嘉祐二年即公元 1057 年,至宋神宗熙宁二年即公元 1069 年校正结束),或者宋徽宗政和年间,宋徽宗改书的可能性较大。纵观诸书,宋改大量出现阴阳替代表里的情况,但仍未混淆阴阳指代表里的事实，至赵本则已面目全非。

《脉经》：伤寒，大吐、大下之，极虚，复极汗者，其人外气怫郁，复与之水，以发其汗，因得哕，所以然者，胃中寒冷故也。

二阳并病。太阳初得病时，发其汗，汗先出不彻，因转属阳明，续自微汗出，不恶寒。若太阳病证不罢者，不可下，下之为逆，如此可小发汗。设面色缘缘正赤者，阳气怫郁在表，当解之熏之。若发汗不彻，不足言，阳气怫郁不得越，当汗不汗，其人躁烦，不知痛处，乍在腹中，乍在四肢，按之不可得，其人短气，但坐以汗出不彻故也，更发汗则愈。何以知汗出不彻？以脉涩故知也。[48]

伤寒，大吐大下之，极虚。复极汗者，其人外气怫郁，复与之水，以发其汗，因得哕。所以然者，胃中寒冷故也。[380]

对比《脉经》"外气怫郁"《伤寒论》第 48 条"阳气怫郁"以及第 380 条"外气怫郁"，可知"阳气怫郁"即"外气怫郁"，"阳"即是"表""外"。从唐代到宋代多种文献，均提示《伤寒论》条文有不少阴阳是对表里的改替，但多数学者却无视或不能正视，一遇到"发于阴""发于阳""阳法""攻阳""阴法""攻阴"，又众说纷纭莫衷一是。两千年的代价，再次印证了"常识往往是时代的偏见"。

表里被替换为阴阳，并且附会"盛虚"，误导后世医家提出"阴阳为纲"，并以阴阳两纲概括虚实表里寒热，造成较大的混乱。实际在《伤寒论》中，表和并不"阳盛"，里病可下者也不能叫"阴虚"。

## （二）阴阳致歧义

第 7 条还牵涉到一个重要问题需要说明。

病有发热恶寒者，发于阳也；无热恶寒者，发于阴也。发于阳，七日愈；发于阴，六日愈。以阳数七，阴数六故也。[7]

病有发热恶寒者，发于表也；无热恶寒者，发于里也。发于表者可攻其外，

**发于里者宜温其内。发表以桂枝，温里宜四逆。[ 7 修正 ]**

这一条的修正，依据《外台秘要》引"王叔和曰"等文献（参见上文"（一）改表里为阴阳"），存在几个问题。

第一，王叔和这一大段，明显与伤寒论条文密切相关，讲两重表里关系。

第二，《外台秘要》文本中表里二字改为阴阳，是在宋代《太平圣惠方》以后。

第三，此处表里关系两种重点强调"两感病俱作"，即表里同病的表里治法先后问题。

第一种表里先后讲的是里实病当攻下，不可发汗：下之而愈，汗之则死。

条文第二句，是说表病即太阳病，应发汗而愈，攻下是误治：汗之而愈，下之则死。这其实说明已经不是单纯的太阳病而有里结，才会去误下。第一句的误汗同理，因为存在表证，误判为太阳病发汗。所以这是讲表里治法的相反，而不是虚实的问题，因此表里先后之治，不可以替代为"盛虚之治"，更不能改为"阴阳之治"。

然后把桂枝汤和承气汤对称：然则桂枝下咽，表和（一作阳盛）则毙，承气入胃，里平（一作阴盛）以亡。也就是指代太阳中风桂枝汤证和阳明胃家实的承气汤证。简化为太阳病与阳明病的表里先后关系，后世所谓的"下不厌迟"，因此得先解表，后攻下，如果反了，"热入，因作结胸"或者本有里寒变"痞"，甚至其他情况如协热利等各种传变。

第二种表里关系，发热恶寒为太阳病；无热恶寒为里寒太阴病；当先温里宜四逆辈，后乃攻表宜桂枝汤。有人误会为太阳病和少阴病对称，然而这是太阳病和太阴病的对称，见太阴篇 277 条。因为当先温里包括 29 条甘草干姜汤，也算是四逆辈，也是太阴病。而四逆汤是三阴通用的，这里的表里关系，里寒是太阴病而不指代少阴病。《伤寒论》论述了多重对称的表里关系，而非"六经两两对称"。又如：

《金匮要略》：百合病，见于阳者，以阳法救之；见于阴者；以阴法救之。见阳攻阴，复发其汗，此为逆。见阴攻阳，乃复下之，此亦为逆。

《金匮要略》:发于阴部,其人必呕;阳部,其人振寒而发热也。

本发汗,而反下之,此为逆也,若先发汗,治不为逆。本先下之,而反汗之,为逆,若先下之,治不为逆。[ 90 ]

王叔和所论解表攻里先后的对称同理,亦即太阳病与阳明病里结同时存在的情况,当先解表发表邪,之后攻里攻下,因此此处的阳法救之,乃是先发其汗,乃复下之,反此为逆治、误治。

此处的阴阳的意义,阳法为发汗解表、阴法为攻下里结,并不是所谓的亢进与抑制、阴证与阳证的对称。如果太阳表寒与太阴里寒同病,当先温里用四逆辈,后乃救表用桂枝汤的对称关系叫做阴阳,同时用阴阳去表达先发汗与后攻下的对称,结果呈现出温里叫做"阴",清热攻下也叫做"阴"。再加上虚实,概念上的混乱更不可避免,如把少阴病的虚证补虚法定义误为"表阴"。不仅无法用阴阳表达两种表里先后,也无法用阴阳表达虚实的含义。事实上,阴阳无法描述所有对称概念,包括虚实、先后、缓急、左右、奇偶等概念,强行使用阴阳对应,除了毫无意义,还引起混乱。阴阳渗透正是《伤寒论》九大误会最重要的根本原因。

阳旦汤与阴旦汤的对称,并不能概括《伤寒论》的多重对称,因此绝无可能成为"祖方"法度般的范式。原因在于,除了寒热及表里的多重对称,还存在虚实补泻的对称。如麻黄汤脉紧无汗与桂枝汤脉缓有汗,是表位相对虚实的对称。桂枝汤温补表位津液而祛寒邪,其对称可以是清表热而补津液如白虎汤,也可以是清里热而利水祛湿如黄芩汤、大黄黄连泻心汤,还可以是后乃攻里的里热结承气辈,又可以是当先温里的甘草干姜汤或者四逆辈,而这些情况在《伤寒论》条文中都有体现。《伤寒论》采用的是多重对称,而非"两两对称"。如果把桂枝汤命名为阳旦,则与之对称的其他多数情况,无法用阴阳标识和区别。

多重对称概念用阴阳代表,必然引起歧义与混乱。六要素的多重对称无法使用两分法表达全貌,用阴阳去"纲纪"最终造成"两两对称"的误会。用阴阳改替表里或寒热之后,面对虚实对称的概念,全面陷入误会与混乱,表明《伤寒论》拒斥阴阳理论。

《伤寒论》用表里、寒热,虚实六要素的对称递归,非阴阳理论所能解释。

阴阳理论最后得出"三阴三阳"与"两两对称",彻底误会《伤寒论》七病及其递归扩展。原因在于递归扩展和阴阳两分二者是完全不同方向的树形分类。阴阳理论向后包含,"无限可分";而仲景的递归法是向前包含,有"非"的否定对称形式进行扩展。如虚证实际是"非实证",而又可以扩展出补虚法之后的虚人祛邪法以及补虚祛邪法。最终补虚泻实以虚实为纲之后,还能继续递归,即"非虚实"类型。如甘草粉蜜汤提到的蛔虫引起的腹痛,是鉴别寒热、表里、虚实之外的病机,即《金匮要略》"三因"论虫兽王法金刀所伤的类型,此类型不属于"虚实"而又可以与虚实合病。

阴阳理论既无法表达多重对称,又不允许出现"非阴阳"的定义类型。如,将表里寒热替换为阴阳,虚证则成为"非阴阳"类型,用阴阳表达虚实必然与阴阳替代表里的概念之间发生混乱,更无法表达递归与调用的扩展过程,最终导致"三阴三阳""两两对称""六经"的误会。

第 7 条只讲了一种对称关系不能算总纲,即太阳、太阴(即表寒、里寒)的表里对称。而太阳和阳明(表寒、里热)、太阳与少阳的表里对称还没提到。这种表里对称是在里位寒热主导的生机代谢基础上,呈现出的表里祛邪法的先后与同治的关系。加上第 58 条以及少阴篇、厥阴篇,有了补虚法和虚实补泻的复合治法,还要再加上温病体系,综合起来才能反映伤寒体系的全貌,因此没有任何单一条文能称为"总纲",更不是"阴阳为纲"。

而表里先后关系又牵涉到寒热问题,里寒当先温里,里实热当先解表。至于虚实补泻更是复杂的问题,以至于《删繁》把虚实补泻作为最高标准去要求,建立脏腑经脉虚实补泻的诊断和治法。这强烈暗示了南北朝医家对于本草学的认知,认为虚实是最重要的概念,表现出对于水火之齐到表里之治演变的误解和不知,凸显仲景伤寒表里之治法度的失传。

《伤寒论》表里关系的多重性,使用阴阳分类失当。将《外台秘要》表里改为阴阳,意味着《伤寒论》原本不以阴阳为纲。阴阳五行的渗透历经唐宋,宋徽宗以行政强力改变了医学史轨迹,以阴阳改书掩盖了《伤寒论》的本来面貌。

《伤寒论》中表里寒热是祛邪的纲领,来自汉代经方水火之剂,是对实证的治法分类。另外是来自医经调百药剂和的虚证补法问题,而最终是补虚泻实的复杂问题解决方案。水火代表实证,和剂代表有虚证。两套体系的结合是虚实对称的递归扩展。《伤寒论》真正的纲领既不是阴阳，也不是表里寒热，而是虚实。

最早的本草学经方理论是"致水火之齐"。火齐汤是清热剂；水齐汤是温寒逐水剂，是寒热两大类方。比如按四神四分法，玄武汤属于水齐汤，白虎汤属于火齐，朱雀也是火齐，青龙则是水剂，因为青龙出水。再进一步分析，青龙发表水，玄武温里化饮，一表一里；朱雀与白虎也该是一表一里，白虎偏表，朱雀偏里。《脏腑辅行诀用药法要》云"有二旦四神大小等汤，昔南阳张机，依此诸方，撰为《伤寒论》一部。疗治明悉，后学咸尊奉之。"二旦与四神方的寒热、表里对称，作为基础扩展构建仲景体系是无法完成、似是而非的，根本上无法解释仲景体系的来源。再加上"大小补泻"，与"五苦欲补泻""急食"某味的食疗补泻（该作者显然不知道这是食治食宜反而被《素问》误导为本草药法基础），实为宋代以后对汉代医经与经方内治法、本草与食宜食禁的法度关系，及其演变的误解。

本草理论体系在扁鹊仓公时代已经完备了，经方的主题是本寒温而致寒热水火之剂，另外还有医经的"调百药剂和"，即仓公的"和剂汤法"。其中有表里、寒热、虚实的架构，有缓急先后，还有复杂合病的判断、诊断。但是到仲景一变，扬弃了脏腑病位的定义，主要的变化是表里地位的提升，表里之治作为祛邪纲要，充分体现医学的生机基础，由此才有了疾病定义和中医学基础建模的实现，才会有七病定义，七病实际是寒热、表里、虚实六要素关系统摄之下的递变概念。三阴三阳的六经实是来自医经的经脉概念，用三阴三阳去"规范"《伤寒论》疾病定义，易造成严重误会。

七病的概念是祛邪、补虚及补虚祛邪三类模型，尤其注重虚实复合病机类型。七病并非从术数理论模型推演产生，而是以六要素寒热、表里、虚实进行疾病定义与生机代谢原则以及治法结合的演进分类。这在代谢方向、路径及疾病最优解上，特别是表里两分的生机代谢方向上得以充分体现，因此以表里寒热为纲的重大意义是建立了基于生机代谢的路径法则，而非基于术数、阴阳、五行。如果把寒热两类表里关系统统用阴阳来替代，两重关系嵌套表述已经混乱，再加上非寒热表里的虚证则更为混乱，典型例子就是百合病阴阳变的三个版本，以及第39、148条的阴阳改误。

## （三）阳法与攻阳

《小品方》：凡百合病见于阴而以阳法攻之，其阴不得解也，复发其汗，此为逆，其病难治；见于阳而以阴法攻之，其阳不得解也，复下之，其病不愈。

《千金方》论曰：百合病见在于阴而攻其阳，则阴不得解也，复发其汗，为逆也。见在于阳而攻其阴，则阳不能解也，复下之，其病不愈。

《金匮要略》：百合病见于阴者，以阳法救之；见于阳者，以阴法救之。见阳攻阴，复发其汗，此为逆；见阴攻阳，乃复下之，此亦为逆。

《小品方》《千金方》《金匮要略》论百合病的三种版本，其中阳法、阴法、攻阳与攻阴，明显出现不同含义，体现了阴阳概念的歧义，同时也反映了不同执笔者对阴阳概念的不同理解。《千金方》的"攻其阳"与《小品方》的"阳法攻之"同义，两书的"不得解"均属误治；《金匮要略》的"阳法"和"攻阳"，"阴法"和"攻阴"分别为相反意义，即阳法是"攻阴"，阴法是"攻阳"。

《小品方》《千金方》表达的是汗下表里的相反，而《金匮要略》的这段阳法治阴（见阴攻阴），阴法治阳（见阳攻阳）则含混不清，因为里病不可能用"表法"救之，而必须排除表里的意义；补虚法也不适合叫做"攻"，所以虚实也要排除，最后剩下寒热对治的意义。

对比《小品方》《千金方》的文本，表里汗下的含义相对明确。《金匮要略》百合病条文表里汗下与寒热的对治关系无法使用阴阳一概而论，让这段条文难于理解。而寒热对治的误治，并不适合与汗下错反一并以阴阳而论，因不可汗的情况无法概括为"阳"，不可下的情况也不能叫做"阴"。寒证不可下可能是里寒也可能是表寒，还可能是里热兼表寒不解的温病，而下法当中还存在着温下法。"见阳攻阴""见阴攻阳"的寒热两类逆治，与汗下的逆治试图简单并类为阴阳明显失当。对比：

病在阳，应以汗解之。[141]

本发汗,而反下之,此为逆也。若先发汗,治不为逆。本先下之,而反汗之,为逆。若先下之,治不为逆。[90]

141条"病在阳,应以汗解之",按照《金匮要略》,"见于阳"发汗是"阴法救之"?发汗算是"阴法"?并且是"攻阳"?302条少阴病"二三日无里证,可发汗",276条"太阴病,脉浮可发汗",是病在阳还是病在阴?是阳法还是阴法?是攻阳还是攻阴?

因此141条本是:病在表,应以汗解之。少阴伤寒与太阴中风可发汗,依然属于病在表,用阴阳必引起混乱。改为"病在阳"才能发汗,则少阴病与太阴病属于阴还是阳?发汗、攻下和温里,分别是病在阴还是阳?是阴法还是阳法?攻阳还是攻阴?

换个说法,用平面坐标去标注三维坐标,终究不能实现,必然失败。

## (四) 虚实与阴阳

六要素中,虚实概念是较复杂的。"邪之所凑,其气必虚",这种理论实际是"正确的废话",实证都是虚证?这种阐述不能作为虚实分类的依据。

虚实对称是比较特殊的对称,因为虚是针对"正气"的不足,实则针对"邪气"的存在,对两者分别采用补泻对治。即使正气不足和邪气存在兼具,因虚实的因果关系不同,定义也是分明的。比如邪气引起的功能减弱,与功能减弱而产生邪气即代谢废物,是截然不同的,前者为实证,后者为虚证。这种因果关系,正是使用阴阳描述虚实产生混乱的原因。

比如温法是补还是泻?很多人会觉得应该是补法。比如甘草、大枣二味,古称"温脾汤"属于温法。那附子、干姜的温里是不是补法?如果是的话,附子干姜也定义成了补药。换个角度,寒邪是虚还是实?为什么火邪是实证,寒邪却是"阳虚"需要"温补"?

麻黄汤用甘草,牡蛎汤用牡蛎、麻黄、蜀漆、甘草四味,皆因炙甘草可除邪。《神农本草经》云甘草"主五脏六腑寒热邪气",可温中下气,治烦满短气,胫足肿,说明甘草可通利血脉,祛除湿邪。甘草、大枣二味名温脾汤,也是温法祛寒除水。白术附子汤方后宋臣注云:"附子三枚恐多也,虚弱家及产妇,宜减服之。"说明附子辛温破散寒邪而非补药。第 29 条用甘草干姜汤厥愈足温,更与芍药甘草汤,其脚即伸,用甘草干姜汤为温法散寒,用芍药甘草汤补津液、止痛、缓解痉挛。炙甘草用于麻黄汤、甘草干姜汤、甘草大枣汤(温脾汤),都是温法祛寒,是泻法。这其实是方证多维的基础。既是虚又是实,如果所有病都这么讲,祛邪和补虚就变得无法定义了。

太阴病里寒的定义,急当救里、急当温里,是补还是泻? 这是《伤寒论》以及中医学的基础问题,也是虚实定义的问题。如果补法是"增津液",那么温法不是为了增津液,而是以祛寒除水为主要目的。严格地说,温里是泻法,泻的是寒邪。寒热二邪都可能导致功能的减退,祛邪后功能的恢复和增强,并不是补虚的作用,反而是泻法达成的。

用阴阳理论阐述,把寒证称为"阳虚",火热证称为"阴虚",造成了虚实概念的混乱。把寒邪称为"阳虚",祛寒称为"温阳",其实是偷换概念。为什么热邪要泻,寒邪却是补法? 苦寒燥湿清热是泻法,辛温祛寒除水饮也是泻法。混乱是由于分不清虚实补泻的主次关系。补泻由虚实决定,虚实兼见则要分清主次,是因邪而耗,还是因虚生邪,前者应以祛邪为主,后者则要补虚为主。

伤寒体系以虚实为纲,阴阳改误之后,最常见的问题即虚实颠倒、补泻颠倒。产生混乱的原因在于虚实这一对概念无法使用阴阳分类。不能把实叫做阳、虚叫做阴,反过来同样行不通。强行规定除了产生混乱而没有任何指导意义。一些学者在讲"阴虚"的时候,分不清是火邪耗津,还是津虚生热,到底是该用补法还是泻法,正是由于阴阳概念的不确定性导致。

如百合病阳法、攻阳的混乱问题,也是不自觉偷换概念、思维混乱的体现。再如"病在阳,应以汗解之",遇上少阴病"二三日无里证,可发汗",是病在阳还是病在阴? 既可以说是病在阳(表)可发汗,又可以因为是"阴病"说它是"病在阴",如此就成了概念偷换,造成错乱,从而出现第 148 条为代表的从"里"到"阴",再到"少阴"的严重改误。

## (五) 从"里"到"阴"再到"少阴"

先将表里改为阴阳,然后把脏腑对应阴阳,比如说热在腑、寒在脏,又规定腑病在表、脏病在里,接着又用脏腑经络对举来改替表里,必然出现概念冲突,里病只能寒、表病只能热。于是就出现了第 148 条的问题:"假令纯阴结,不得复有外证,悉入在里;此为半在里半在外也。脉虽沉紧,不得为少阴病。"

"纯阴结不得复有外证",纯阴结即纯里结、里病,"悉入在里"即全在里位,纯里结、里病当然无表证、没有汗出。"此为半在里半在外",这是表里同病、一半在里位一半在表位。"脉虽沉紧"也不是里病,结果被闹成不是"少阴病",纯里结是少阴病吗? 少阴病脉沉紧吗?"所以然者,阴不得有汗,今头汗出,故知非少阴也。"少阴病无汗吗? 所谓阴不得有汗,指的是纯里病没有出汗的表证。绕一大圈,先是改"里"为"阴",再误为"少阴",这样严重的误会,千年来被视而不见,没有引起任何一个人的警觉,这难道不可怕吗? 第 39 条的"无少阴证"也是同样问题,略。

## (六) 时代的偏见

《素问·热论》中"三阳可汗""三阴可泄",对比《针灸甲乙经》,可泄本是指针法,又被理解为可吐、可下等,导致唐代以后的阳明病与太阴病概念,在寒热性质上与宋以后不同,甚至截然相反。三阴三阳疾病定义在宋以前的伤寒传本中寒热的抵牾,显示出唐代前后用三阴三阳改替仲景疾病定义的迹象。陈延之"考之众经"的"经言"论"伤寒""温病"并无《素问》《难经》所论的内容,推知《素问·热论》"今乎热病者皆伤寒之类"、《难经》"伤寒有五"等相关内容晚出南北朝之后。《伤寒论》三阴三阳的概念,受南北朝《素问·热论》三阴三阳配日数和经脉的影响,本为温病治法,误为《伤寒论》的一般方法,原因是"伤寒"概念的泛指。

全元起本《素问》的《太阴阳明表里论篇第三十》,今本《素问》为《太阴阳明论篇第二十九》。对比可见"表里"二字被删,有淡化"表里"概念的倾向。这里删掉"表里"二字,与改《伤寒论》的表里为阴阳,表明阴阳理论渗透加大力度的迹象。经典里面的"阴阳",是否全是原文,并不是完全靠得住。阴阳为纲之说,因此成为虚假史。既然表里字可以删,改为阴阳也不奇怪,何况《伤寒论》被改无可争议。从这个意义上,《黄帝内经》本质是宋徽宗的"黄帝内经"。"言阴阳五行以为黄帝之道"本是指阴阳家《黄帝泰素》之书,宋改标榜的医经阴阳理论能否代表汉唐甚至先秦的医学?

"阴阳无限可分"而向下包含,无法作为基础元素递归扩展。用阴阳统六要素的所谓"八纲",是对原著的严重误会。阴阳从根本上无法描述"非"的对称,因为阴阳向后包含,除了不能递归扩展,更不允许出现"非阴阳"的对称形式。表里寒热的实证之表里被阴阳改替,则非实证的虚证、少阴病的定义,也就出现了"非阴阳"的对称,误解由此而生。用阴阳改替表里的始作俑者,不明原意,导致出现"三阴三阳""六经"的严重改误。

《素问·调经论》:"经言:阳虚则外寒,阴虚则内热,阳盛则外热,阴盛则内寒。"《素问》所引更古老更权威的医经论述,也是有漏洞的。

首先阴阳明确的分配"内外",这是医经以经脉"阴阳表里"作为理论前提所主导的。其次阴阳又具有寒热属性,于是埋下概念混乱的隐患。其中漏洞在于:外的寒热,只能由于"阳"的虚实,而内部寒热只能是"阴"的虚实。阴阳明确对应着阴阳经脉的表里而不是泛指一切阴阳。如果用于泛指,那么进一步就会出现:里位的热只能是虚? 里位实证的热也是虚吗? 否则应如何表达? 这反映了一个根本的理论问题,医经的阴阳普遍基于经脉的表里,并且对于寒热虚实机制的"对应"解释已经误入歧途,出现外寒、里热皆虚而无实证,而外热、内寒皆实而无虚证的论述,最终出现无法描述的虚实分类:外寒、里热的实证,外热、内寒的虚证,在这里如何使用阴阳表达? 多重对称,三维性质的对称,使用阴阳彻底失败。

《伤寒论》拒斥阴阳理论,与医经截然不同。医经一统内外治法的目标,实际已经被仲景摒弃。阴阳理论无法描述六要素递归的重大缺陷,作为中医学的"基础理论"是否恰当? 长期以来中医学者并未意识到问题的严重性,不仅多重对称与递归无法使用阴阳表达,同时把"阴阳无限可分"与"无内部结构"的"组成元素"两个极端混为一谈。长期误解《伤寒论》,因医经理论的影响,唐宋以医经理论改书,终成时代的偏见。

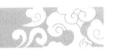

# 附　篇

医经与经方的框架构造者——
西汉侍医李柱国

# 前　言

　　受汉武帝表彰五经经学的影响,医经与经方两分的框架,始于西汉晚期侍医李柱国校医书。客观上,扁鹊仓公时代便存在着寒热祛邪与和剂补益两套内治方法。西汉校书基于解剖生理并采用"物理相使"的疗法为医经,以寒温对治祛邪为水火之剂的经方,进一步使得内治法理论分裂为既成事实。和剂补益基于五味的方法被划归"物理相使",而水火之剂归为"本草石寒温"。仓公遂医案提示的问题,是如何在两种方法之间做出恰当选择,这样的世纪难题被张仲景用递归方案解决。张仲景事实上终结了医经与经方内治法两分的理论分裂,却不为人知,因此医经与经方两分的观念并没有结束。后人继续使用医经理论解释并改写仲景《伤寒论》,一直持续到宋代以后。直到今天的中医学者,依然面临着"医经派"与"经方派",以及对《伤寒论》的诸多误会。因此有必要考察扁鹊仓公所传的医学,到西汉校书的状态,仲景面临的医学传承背景,与李柱国有密切的关系。

　　班固《汉书·艺文志》曰:汉兴,改秦之败,大收篇籍,广开献书之路。迄孝武世,书缺简脱,礼坏乐崩,圣上喟然而称曰:"朕甚闵焉!"于是建藏书之策,置写书之官,下及诸子传说,皆充秘府。至成帝时,以书颇散亡,使谒者陈农求遗书于天下。诏光禄大夫刘向校经传诸子诗赋,步兵校尉任宏校兵书,太史令尹咸校数术,侍医李柱国校方技。每一书已,向辄条其篇目,撮其指意,录而奏之。会向卒,哀帝复使向子侍中奉车都尉歆卒父业。歆于是总群书而奏其《七略》,故有《辑略》,有《六艺略》,有《诸子略》,有《诗赋略》,有《兵书略》,有《术数略》,有《方技略》。今删其要,以备篇辑。

　　汉成帝刘骜,前51—前7年,前33—前7年在位,终年44岁,在位25年。

　　汉哀帝刘欣,前25—前1年8月15日,字和,在位7年。

　　刘向,约前77—前6年。曾奉诏整理五经秘书、诸子诗赋近20年。

　　刘歆,约前50—公元23年,字子骏,生年无载。刘向之子。汉成帝河平三年(公元前26年),受诏与其父刘向领校"中秘书"(内秘府藏书),协助校理图书。

可见,西汉晚期校书工作从公元前26年至王莽新朝覆灭的公元23年,共约50年。

侍医:侍医之职始设于秦代,相当于后世的御医。侍:《说文》承也;《广韵》近也,从也;《六书故》陪侧也。

《汉书·王贡两龚鲍传第四十二》颜师古注:侍医,天子之医也。

《史记·仓公列传》云"齐王侍医遂病,自练五石服之。"又云:"临菑召里唐安来学,臣意教以五诊上下经脉,奇咳,四时应阴阳重,未成,除为齐王侍医"。故西汉时侍医非独天子医,诸王亦有。颜师古此注有误。

李柱国,史籍履贯未详。于汉成帝时任侍医,与刘向同时参与校书,校方技四种,即医经、经方、房中、神仙,史家认为系我国校勘医书之第一人。其实远非校医书第一人这么简略能够概括,同时还是方技四家的集结编撰甚至某些部分的第一作者,医经与经方定义和内外治法分科的始祖,同时是尚不为人知的毫针补泻法针刺学淘汰砭石的鼻祖,是史上最先提出"经方"一词的医家,确立了医学发展的基本方向,奠定了汉代以后集大成医学理法的坚实基础,是中国医学史上最具分量的医学家之一,兼通医经、经方、房中、神仙,可谓医界泰斗之祖。

《汉书·艺文志》曰:"医经者,原人血脉、经落("落"通"络")、骨髓、阴阳表里,以起百病之本,死生之分,而用度箴石汤火所施,调百药齐和之所宜。至齐之得,犹磁石取铁,以物相使。拙者失理,以愈为剧,以生为死。"以外治法物理相使,内治法合和五味资生为要。

"经方者,本草石之寒温,量疾病之浅深,假药味之滋,因气感之宜,辩五苦六辛,致水火之齐,以通闭解结,反之于平。及失其宜者,以热益热,以寒增寒,精气内伤,不见于外,是所独失也。故谚曰:'有病不治,常得中医。'"以本草寒温对治水火寒热之邪为要。

概言之,医经强调以物相使虚实补泻之理,经方强调了寒热对治而短于补益。由于医经家与经方家分别强调了表里虚实之失误与寒热对治之失误,由此我们可以大概了解,作为衡量、认知疾病的标准,要领便在于六要素:寒热、表里、虚实。

颜师古注《汉书》云:《黄帝泰素》二十篇,六国时韩诸公子所作。师古曰:

"刘向别录云或言韩诸公孙之所作也。言阴阳五行以为黄帝之道也,故曰泰素。"实际考察《素问》《灵枢》的内容,虽有集成早期先秦之书,但有不少内容是汉代乃至汉代以后魏晋南北朝甚至唐代以后之作,具体细节已曾在腔调中医公众号"灵素之问"的专栏解析中有过阐述。因此唐本的《素问》实际远非西汉晚期校书而成的《黄帝内经》,而是七家医经,包括了扁鹊、白氏内外经和旁篇的整编以及不断发展的理法所混编而成,也即是说,所谓的"外经"并未失传,甚至今本《黄帝内经》反而大部分是诸家外经的混合内容。外经在外宦与民间世家广泛流传更不易失传,反而依托中秘之书的三家"内经"因流布不广,才更加的支离破碎无法复原,这是李柱国真正的痛心之处。

## (一) 仓公之传承

李柱国之前,有长桑君、扁鹊、公乘阳庆、仓公淳于意等名医。李柱国校书之前,已有《禁方》、黄帝扁鹊之《脉书》《上下经》《奇咳术》《揆度阴阳外变》《药论》《石神》《接阴阳禁书》《五色诊病》等多种单行本,其蓝本成编时期早于秦汉,或成于战国,具体较难确定。

长桑君《禁方》即早期经方典籍,仓公之《药论》或为早期本草学(包括草木、金石、五石散类药)著作。《石神》据最新的老官山出土汉简 706"石且(疽),太上石神,石神必已。其次石血,石血得分。其下石农(脓),石农(脓)十一活,故口",有"石神""石血""石脓"的浅深对举,石血者得半(分者半也),石脓九死一生,石神必活,为砭石外治法。"神"可能为古文"皮"与"申"形近而讹,再误为"神","石神"或本为"石皮"。《脉书》《经脉术》《五色诊病》,是早期经脉理论以及诊脉法与望诊。汉代医学并没有严格的"学派"意识,诸如阳庆所传"黄帝扁鹊之《脉书》",《汉书·艺文志》所载《泰始黄帝扁鹊俞跗方》《神农黄帝食禁》,再到南北朝将《难经》先冠以黄帝,叫做《黄帝众难经》,后冠以作者扁鹊秦越人,所谓的黄帝医经很多内容都是对于扁鹊医经的继承发展而来,已无法甄别当时情况。"学派之争"的观念,需要慎重。

淳于意并没有把医学视为"禁方""禁脉",反而较为广泛传授医术,如宋邑、高期、王禹、冯信、杜信、唐安以及齐丞相府的宦者平等人,分别得到了淳于意的部分医术。如临淄宋邑跟淳于意学了一年多,淳于意授他诊五脏之脉的方法。高期、王禹跟淳于意学习"经脉"以及"奇络结"（即病络脉结）、腧穴学、经气出入与疾病顺逆，以确定用镵石或砭灸。收冯信为徒，教授了方剂，"论药法"即本草经方，定五味及和剂汤法等。另外有一个徒弟杜信，学习了两年的经脉学。后有临菑的唐安来学五色诊法与经脉、疾病、四时阴阳等，还没有完全学成，但回去后齐王也请他做了侍医。淳于意是秦汉时期史载收徒最多的人。其后百余年间出现的国工侍医李柱国，多多少少也与仓公传承的医学方技有较为密切的联系，包括今本《黄帝内经》所提及的脉法、五色诊、奇咳论，以及《难经》的某些内容。

可以想见，李柱国所编辑的医家七经以及经方十一家，必然有着仓公所论的内容，诸如"阴阳水火之齐""合色脉表里有余不足顺逆之法，参其人动静与息相应"等论，无论是经方还是号称黄帝的医经都无法脱离扁鹊的医学。而部分仓公所论内容仍可见于今本《黄帝内经》《伤寒论》等，却被后人颠倒为"比按仓公传，其学皆出自《素问》"。

## （二）天禄阁尽毁

蹊跷的是，除了所谓《黄帝内经》，其余医家六经、经方十一家，尽皆失传，这是不符合常理的。有不少学者如廖育群先生等认为，应是全部失传。后人所谓《素问》《灵枢》即《黄帝内经》的说法，是宋代以后依据并不可靠的《针灸甲乙经·序》附会"十八卷"，《别录》和《七略》并未有这类说明，而新旧二《唐书》均未将《素问》冠以"黄帝内经"，直到北宋末宋徽宗设置黄帝内经博士单独以《素问》为大经，并未提到任何九卷针经，从《太平圣惠方》到宋徽宗的《圣济总录》，针灸类标榜的是《针灸甲乙经》与《铜人针灸经》，直到元代《宋志》，《灵枢》仍未冠以"黄帝内经"。因此关于"黄帝内经"认定为两个九卷是《素问》《灵枢》的构成，是在元代以后，并非历史的事实。后汉直到唐代孙思邈时，仍不存在名为"内经"之医经，反而孙思邈《备急千金》中提到的"内经"指的是佛经内典。而在《隋书·牛弘传》中牛弘称三国魏中秘之书《中经》为"内经"，可见"内经"二字，在隋唐时期，并不专指医经，反而确认了内经、外经的命名，是因为藏书的来源。汉唐关于"内经"的概念，远不是宋代之后的认识。那么事实应该是：医经与经方尽毁。

至西汉成帝河平三年,由侍医李柱国校刊,复由刘向、刘歆"条其篇目,撮其指意"而收编于《别录》《七略》之中。至后汉班固修《汉书》时,其《艺文志》部分,系取刘向、刘歆父子所撰之《别录》《七略》"删其要"而成。故七家医经、经方十一家等主体部分汇编成书于西汉晚期。

西汉校书时受到几个方面的因素影响,如汉武帝"制曰以五行为主"的政令导致五行理论的逐步渗透,以及当时冶炼精铁技术的突破从而为打造"微针、小针、毫针"的工具技术突破而砭石为铁制针具所淘汰,更有标榜黄帝之道的"阴阳五行"的合流为首重,为标榜"黄帝医经"之骨架,理论和工具均有所不同于其时已有的扁鹊医经、白氏医经。

而王莽之末历经两次战火,方技之书俱毁。《针灸甲乙经·序》称素问、针经合称《黄帝内经》,王冰注《素问》自序称"素问、灵枢"为黄帝内经却未曾引用《针灸甲乙经·序》。南北朝到隋唐之际针经多种,针经是否即是《九墟》《九灵》《黄帝针经》《灵枢》,宋人并未确认,尤其高丽献书有《黄帝针经》并颁行,《宋志》犹录《黄帝针经》与《灵枢》各九卷俱未冠以"黄帝内经",《灵枢》冠以"黄帝内经"是明刻,北宋晚期宋徽宗设置黄帝内经博士时独以《素问》为"大经"而未曾提到任何九卷针经,反而《圣济总录》与《太平圣惠方》一样都推崇《针灸甲乙经》与《铜人针灸经》,《针灸甲乙经·序》并不被宋徽宗承认,整个宋代是否存在《针灸甲乙经·序》? 从《宋志》来看是不支持《针灸甲乙经·序》在当时存在。

按《史记·扁鹊仓公列传》"以宜镵石、定砭灸处",且砭灸一词三出,足证仓公时代砭石与金属针具并存而砭石未被淘汰。因此《灵枢》的开篇之作乃是西汉中晚期或东汉初期作品,实际其主体部分即所谓"九针九篇"的作者乃是李柱国本人,即涪翁所著的《针经》,是后世各种针经的祖本蓝本。

中医学术界在高度信任《伤寒杂病论·序》《针灸甲乙经·序》的基础上论证《素问》的成书,难以回避的问题是,新校正林校曾引用《伤寒杂病论·序》而校《备急千金》时却未曾按照该序校书,致使《伤寒杂病论·序》与宋改《备急千金》《新雕千金》相关内容三种版本的对比之下,相互龃龉疑点重重,《太平圣惠方》《圣济总录》提到针经是《针灸甲乙经》与《铜人针灸经》而并非九卷的针经,再加《小品方》"经言"被改为"阴阳大论云","撰用阴阳大论"的《伤寒杂病论·序》几无可信度,在此序基础上的推论无法成立。

西汉初年，长安作为国都开始设计修建时，丞相萧何就在未央宫门前主持修建了天禄阁与石渠阁。未央宫前殿遗址北面约六七百米处，有两处驰名古迹，一所叫天禄阁，另一所叫石渠阁。天禄、石渠两阁，成一条直线，东西相对而立，间距52米，东为天禄阁（在今未央区天禄阁小学内），西为石渠阁（周河湾村东一座土丘）。

天禄阁与石渠阁同为汉宫御用藏书典籍和开展学术活动的地方，是我国也是世界上最早的国家图书馆和档案馆。《三辅黄图》记载："天禄阁，藏典籍之所。《汉宫阙疏》云：'天禄麒麟阁，萧何造，以藏秘书、处贤才也。'刘向于成帝之末，校书天禄阁，专精覃思。……至子歆，从授其术。"《雍录》云："《三辅故事》曰：'在未央大殿之北。'天禄，异兽也。即扬雄校书处。"

《汉书·王莽传》所记，更始元年（公元23年）汉军攻入长安后曾火烧未央宫，"未央宫烧攻莽三日"，王莽"避火宣室前殿，火辄随之"。关于这次未央宫遭受的破坏，《后汉书·刘玄传》云："初，王莽败，唯未央宫被焚而已，其余宫馆一无所毁，宫女数千，备列后庭。自钟鼓帷帐、舆辇器服、太仓武库、官府市里不改于旧。更始既至，居长乐宫，升前殿，郎吏以次列庭中。"也就是说，更始帝入长安时，除未央宫遭受了严重破坏外，其他宫室保存尚好。赤眉军入长安后，使长安城内的宫殿建筑遭受了大规模破坏。《王莽传》云："赤眉遂烧长安宫室市里，害更始。民饥饿相食，死者数十万，长安为墟，城中无行人。宗庙园陵皆发掘，唯霸陵、杜陵完。"综合文献记载可知，经赤眉军之后，汉长安城总体上已遭受了严重的破坏。

所谓的医家七经与经方十一家，明确的记载藏于天禄阁，"会向亡丧，帝使歆嗣其前业，乃徙温室中书于天禄阁上"，即后来扬雄在王莽制下校书以及跳楼自残处。可见，王莽时校书工作仍在继续进行。后来突然间这些经典便没了下文，合理的推测，并不是王莽毁阁铸钱，而是被农民军所毁坏，一如《隋志》所陈历代书厄"王莽之末，又遭焚烧"以及"及王莽之末，长安兵起，宫室图书，并从焚烬"（《隋书·牛弘传》）。王莽本人出身士大夫，推崇《周礼》等古文经学，与刘歆交好，且王莽要铸钱可选的地点很多。无论是王莽不重视图书也好（这个说法显然不可靠，王莽是改良主义知识分子），还是绿林、赤眉起义军攻陷焚毁也好，总之，流传下一部《黄帝内经》之书而不是外经或其他六种，绝非偶然。

## （三）刘歆之死

史家对于刘歆，并不因为他出身刘氏皇族反而投靠王莽新朝做了国师有些许微词，这也是比较奇怪的，大概因为刘歆实在是一位难得的经学文化大师。史家称刘歆因子女被王莽所杀而疑惧，因此密谋诛杀王莽。正当王莽节节兵败，困守长安，来日无多，此时谋杀王莽已无必要。不能忽略的是对于一个以文化为己任的大学者而言，还有什么事件能比经典俱毁对他产生更大打击呢？

公元 23 年，刘歆因密谋败露自杀身亡，同年，王莽死于绿林军火烧攻破未央宫之后。刘氏父子穷 50 年校书心血，毁于一旦。刘歆目睹此祸，当感痛不欲生也，是以谋诛王莽，事败自杀。所谓因王莽杀其子而疑惧嗔恨欲图报复，不免牵强。此事对于李柱国先生，亦必不能轻易承受。

## （四）涪翁避乱

刘歆已死，李柱国却未必敢死。李柱国这时下落不明，史书不载。与此同时，却出现了另一位人物：涪翁。据《后汉书·郭玉传》记载，涪翁避王莽乱，隐于涪水，连名字都不要了，最后"乃著《针经》《诊脉法》"。若当时尚有现在这观念中的《黄帝内经》在，何须写什么《针经》《诊脉法》？可见，涪翁《针经》根本就不是《七略》所言之《黄帝内经》，否则何须再写？而显然原本《黄帝内经》已毁于战火。

《后汉书·郭玉传》曰："初，有老父不知何出，常渔钓于涪水（即涪江，在今四川省境内绵阳），因号涪翁。乞食人间，见有疾者，时下针石，辄应时而效。乃著《针经》《诊脉法》传于世。弟子程高寻求积年，翁乃授之。高亦隐迹不仕。玉少师事高，学方诊六微之技、阴阳隐侧之术。和帝时，为太医丞，多有效应。……年老卒官。"

"涪翁避王莽乱隐居于涪，以渔钓老，工医，亡姓氏。"（《直隶绵州志隐逸》卷四十一）涪翁"所居处为渔父村"，"在涪城东四里"（《三台县志·方使》卷九）

《后汉书》言涪翁不知何出，而地方志却知道更多："涪翁避王莽乱隐居于涪"，什么人需要称"避王莽乱"呢？而王莽之乱，显然指的是因王莽而引起围剿王莽的兵祸，所以那一定是长安城的人，其余地区谈不上避王莽乱。另外涪翁有一些特点：医术高超，却不业医为生，反而乞讨或渔钓。不仅医术高超，理论水平也相当的高，还会写书，学问大了。写的书还不一般的，居然与《灵枢》的别名相同，也叫《针经》。一位身怀绝技的学者不事劳作却以乞讨为生，显然他是孤身一人。他的家眷呢？我们可以猜到，没于王莽之乱了。而他隐居涪水的目的，就显而易见了，就是为了写作《针经》《诊脉法》。这从程高拜师可见一斑，寻求积年，求学时间以年计，这么长时间考验之后终于收徒。

"高亦隐迹不仕"这句话，为什么要用"亦"字呢？去掉这个字，文义通顺，但多了这个字，意思大不相同。程高也学涪翁隐迹不仕，这是暗示，涪翁本该是可以或者本来就是仕途中人。而隐迹不仕，有两种可能，一是以示清高，一是另有要事，但在这里是明确的，那就是为了写书。甚至程高先生也得加入写书行列而无法不隐迹不仕。像这样出类拔萃的医家，隐迹不仕是很强的主观意愿，而这个意愿，显然也不是师门的传承，因为郭玉很轻松地成了太医丞，显然不仕并不成为师门禁条。因此，著述对于涪翁先生，必然是头等大事，连家眷、生活着落甚至姓甚名谁，都已经不在考虑范围，甚至收徒都很勉强。这样一位大师级人物，这样简单交代，无论如何是说不过去的。

## （五）涪翁、李助与郭玉

再看看涪翁的徒孙郭玉带来的信息。说到郭玉，地方志与《后汉书》说法有所不同。《华阳国志·先贤士女总赞》曰："郭玉，字通直，新都人也。明方术，伎妙用针，作《经方颂说》。官至太医丞校尉。"说郭玉写了本书，《后汉书》未记载此事。

而《华阳国志》又云："李助多方，以兹立称。助，字翁君，涪人也。通名方，校医术，作《经方颂说》，名齐郭玉。"

汉和帝时（公元89—105年），郭玉年老卒官。是说郭玉年老，死在任上，大约是公元100年前后。与此大约同时，还有个叫做李助的方士，名气也很大。奇怪的是，同一本书《经方颂说》，《华阳国志》居然说了两个作者，而这两个作者名气都很大。可见采编的编辑，必然听到两种不同的说法，而这两种传说，由一本书联系起来,证明此两位有着密切的关系。他们不仅时代接近,而且还与校医术有相关的事迹。

校医术,亦即校医道、医经、医书。那么,谁有资格校呢? 那可不是自许,而是要大家认可的,奇怪就在这里。李助校医术、医书,校哪本,在哪里校呢? 当时蜀中,就只有涪翁所作的《针经》《诊脉法》。李助名气很大,名齐郭玉,就连郭玉的老师程高,也没能与郭玉齐名,也没到能校医术的水平。更为蹊跷的是,一个民间医家如何能够与太医丞齐名? 而郭玉在《后汉书》中,却并未有写书和校医术的记载,东汉初除了著名的白虎观博士会议,并没有大规模校书的记录。以郭玉的理论水平,校医术,写下医书,应该是没问题的,但为啥《后汉书》只字未提? 可见并无其事,只是民间误传。

而李助这位医家,绝非等闲。李助与李柱国,名字很接近。涪人翁君,省称不正是涪翁君、涪翁吗? 而且,这涪翁君,名气不仅大,还有校医术的评语,还写了一本《经方颂说》。南北朝以降,将人名三字省称为二字每每多见,如吕博望,简称吕博(即吕广),胡道洽简称胡洽,陶弘景简称陶景等,那么李柱国简称李柱(助),也不出奇。

并且,校医术,汉代是朝堂官方之事,民间是没有这种力量的。所谓的校医术,不是平民医生能够被定语的。所以,校医术只能是李柱国在任时的过去事实,以及离任后避王莽祸返蜀而著《针经》《诊脉法》等,以免医术在七经俱毁之后而失传的伟大事业。至于说民间某位名不见经传的方士,敢称校医术,试问,尔小小方士,何德何能,见过医家七经、经方十一家没有呢?

这就是在暗示,李助这位涪人翁君,即涪翁,而涪翁,正是校过医书的李柱国,是郭玉的祖师。唯其如此,"名齐郭玉"的条件才能具备,否则地方志记载一个民间地方上的医生,如何能与太医丞齐名,只有做过侍医的李柱国,才可以医名不在某个太医之下。祖师涪翁李柱国(李助)的手稿,传到徒孙手里,好事者不知所以然,道听途说,越传越离谱。这一本书就把二人的关系,暴露无遗。

显然涪翁《针经》不是《黄帝内经》,而有能力编写《针经》的人,并且需要避祸的,就只有李柱国。在刘氏父子前后主持的 50 年校书工作中,从事方技校勘分类,以御医而校书,其医术与学问见识当世无匹,与刘向刘歆父子关系密切,才有可能参与校书,也才有需要避王莽祸的理由。在刘歆谋诛王莽事败身死时,李柱国遁于绵州涪水,隐姓埋名,一心写书,传下医术,合情合理,剧情完美。这个时候的《针经》《诊脉法》,为整合"医家七经"精华。也就是说,实际上医经的内容并没有失传,而是大部分被保留传承,这是涪翁李柱国的功绩。

涪翁李柱国"先立针经",而没有复原经方十一家或者医经七家,有着充分的理由。其一,《针经》代表着汉代当时最新"医经"医学理论和技术的成就。其二,医经的外经、经方各家在外宦、世家仍有着大量的传承,因此不急于再集合还原。这一点可佐证于《汉书·楼护传》:"楼护,字居卿,齐人,父世医也,护少随父为医长安,出入贵戚家,护诵医经、本草、方术数十万言,长者咸爱重之。"楼护之父为长安民间之医,家中藏医经本草方术"数十万言",现在的几大经典加起来也没这么多字。

# (六) 大医无名

也就是说,医家七经,基本都没有失传,重要部分都保存在现在所谓的《黄帝内经》等经典里面。是以涪翁即为李柱国,因国破家亡,孤身一人,身怀绝技,隐姓埋名以乞讨苟活,无非为了医学免于因战火失传。即便今本《黄帝内经》已经远非原著,但与原本既有着相当的传承渊源,名称也已经约定俗成,姑且如此。而后汉经典如《难经》所引"经言",是哪部经呢? 显然在东汉能有的只能是涪翁的《针经》,而非所谓的《素问》《灵枢》。因此,涪翁即李柱国的理由,总结如下:

1. 天禄阁藏书尽毁,李柱国自身负有使命。

2. 涪翁"避王莽乱",从长安出走隐居于涪水,以乞讨为生,经常"渔钓于涪水",间或为人治病,时间衔接吻合。

3. 涪翁医术高明、学术高超,不业医为生反而乞讨或渔钓,是孤身一人并且是从战祸中余生的行迹表现,并非厌世,目标清晰,是为了写作经典《针经》《诊脉法》。

4. 涪翁本是仕途中人曾做医官,此为《后汉书》曲笔暗示。

5. 李助,字翁君,涪人,即涪翁君、涪翁,不仅曾"校医术"做过医官,且名齐郭玉,至少该是不低于太医丞的官职,即侍医。李助著作《经方颂说》后传于程高,程高再传郭玉,故《华阳国志》才能将作者歧作二人。

6. 天禄阁尽毁之后,有能力写作《针经》的最佳人选非李柱国莫属,李柱国劫后余生孤身一人,不仅亲友俱丧且校书成果毁灭,在双重打击之下忍受巨大伤痛,故而隐姓埋名不事劳作,被人称为"涪翁"。而涪翁既然授徒程高,当然会给徒弟讲述一些有关自己的经历。试想一个执着拜师的学者居然不知道师父姓甚名谁,岂非怪哉?因此地方志才能有这些蛛丝马迹。

7. 在程高执着追问世尊名讳之时,李柱国先生或许就说了:为师李助……意兴萧索之下,把国字给咽下去了,既然人称涪翁,所以干脆"字翁君"了。所以李柱国的故乡可能本是绵州涪水一代,少小离家,任侍医再加校书50年后归来,年纪为75~80岁,大约已经无人认识。

所以涪翁李柱国,是医学史上承前启后的关键性人物,值得大书特书。李柱国在医学史上的重要地位,历来罕有论及。先秦以来秘传的《禁方》,到了仓公时代广泛授徒,斋戒、沐浴、歃血为盟等仪式早已经弱化,当本草与医经外治法分流,而有从"禁方"到"经方"的变名,与从"禁脉"之于"经脉",乃有如出一辙的手笔,使得医学趋向于解禁而广泛传播。然而尚未流出宫廷,即已遭逢巨变。后两百年,才有张仲景作方论,而完全公开传世,不再是世家或民间一家一姓独有。

医学分流为经方与医经两大类,乃由李柱国肇始,开创了一个划时代的格局,影响深远至今。李柱国不仅是医学资料的搜集整理者,同时也是理论框架的构造参与者。这一点,在比较了仓公所论与早期《针经》九篇所论,可以得出某些明显的差异。如仓公医案,罕有专重针刺方案,而以药剂汤方为主,所授医术中提及镵石砭灸而未涉及针刺,经脉理论尚未与脏腑紧密联系等等。也就是说,执笔《针经》的第一作者,非涪翁李柱国莫属。针医的针刺技术,在仓公之后百余年间出现巨大飞跃,出现了微针与针刺补法淘汰砭石,这与李柱国关系密切。当然这与冶金技术炼铁技术突破有关,这是工具技术的背景支持。另外便是经脉、腧穴理论的发展,表现为经脉与脏腑联系并且确立表里关系以后,膏肓、膜原、腧穴理论的重大进展,这一切已在《难经》《灵枢》篇章里面剖析。正是由于这些重大内容,不能在医经、经方尽毁之后失传,才会有隐姓埋名的涪翁,忍辱负重,所谋者大,使后人得见先辈学术与风骨。

当下在医学史乱象纷呈,源流不清,颠倒因果的氛围里,为纪念这样一位伟大的医学家,谨以此文向西汉侍医李柱国、涪翁先生致敬!

　　诗曰:

　　皓首穷经五十年,明堂莫非三生缘。

　　未央宫前兵马怒,天禄阁楼裂火椽。

　　医经内外托黄帝,经方烬灰十家残。

　　涪水余生遭避祸,汉苑新简忆旧编。

# 参考文献

张仲景.金匮玉函经[M].北京:中医古籍出版社,2010.

王叔和.新刊王氏脉经[M].北京:北京图书馆出版社,2005.

赵开美.伤寒论[M].北京:北京科技出版社,2016.

刘渡舟.伤寒论校注[M].北京:人民卫生出版社,1991.

李顺保.伤寒论版本大全[M].北京:学苑出版社,2000.

吴迁.明洪武抄本金匮要略方[M].上海:上海科学技术文献出版社,2011.

成无己.注解伤寒论[M].北京:人民卫生出版社,1956.

巢元方.诸病源候论[M].上海:上海人民出版社,2005.

杨上善.黄帝内经太素[M].北京:人民卫生出版社,1965.

龙伯坚.黄帝内经集解[M].天津:天津科学技术出版社,2004.

司马迁.史记[M].北京:中华书局,1982.

班固.汉书[M].上海:中华书局,1964.

魏征.隋书[M].北京:中华书局,1982.

王怀隐.太平圣惠方[M].北京:人民卫生出版社,2016.

赵佶.圣济总录[M].北京:人民卫生出版社,1982.

朱肱.类证活人书[M].天津:天津科学技术出版社,2012.

丹波康赖.医心方[M].沈阳:辽宁科学技术出版社,1996.

陶弘景.名医别录[M].北京:中国中医药出版社,2013.

森立之.本草经考注[M].上海:上海科技出版社,2005.

高文铸.小品方辑校[M].天津:天津科学技术出版社,1983.

高文铸.外台秘要方校注[M].北京:华夏出版社,1993.

马继兴.神农本草经辑注[M].北京:人民卫生出版社,1995.

尚志钧.补辑肘后方[M].合肥:安徽科学技术出版社,1983.

曾凤.新雕孙真人千金方校注[M].北京:学苑出版社,2012.

孙思邈.备急千金要方[M].北京:人民卫生出版社,1997.

孙思邈.千金翼方[M].北京:中国医药科技出版社,2017.

胡希恕.伤寒论通俗讲话[M].北京:中国中医药出版社,2008.

陈淼和.伤寒卒病论台湾本[M].台北:华文联合出版平台,2008.

田代华.黄帝内经素问[M].北京:人民卫生出版社,2010.

田代华.灵枢经[M].北京:人民卫生出版社,2010.

常立.增广伤寒卒病论[M].北京:中国医药科技出版社,2016.

57检